U0944751

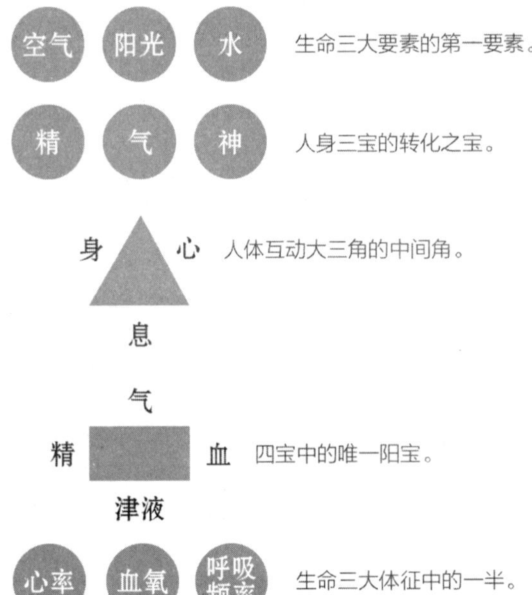
空气
阳光
水
生命三大要素的第一要素。
精
气
神
人身三宝的转化之宝。
身
心
息
人体互动大三角的中间角。
气
精
血
津液
四宝中的唯一阳宝。
心率
血氧
呼吸频率
生命三大体征中的一半。

你的呼吸还好吗？

——会呼吸才能不生病

王涛◎著

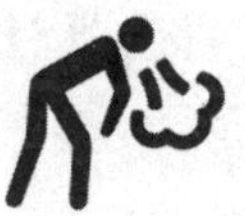

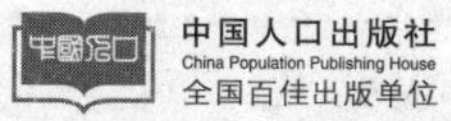

中国人口出版社
China Population Publishing House
全国百佳出版单位

图书在版编目(CIP)数据

你的呼吸还好吗——会呼吸才能不生病 / 王涛著. --
北京：中国人口出版社, 2018.1
ISBN 978-7-5101-4947-4

Ⅰ. ①你… Ⅱ. ①王… Ⅲ. ①保健-呼吸方法 Ⅳ.
①R161.1

中国版本图书馆CIP数据核字(2017)第020437号

你的呼吸还好吗——会呼吸才能不生病
王涛 著

出版发行	中国人口出版社
印 刷	北京爱丽精特彩印有限公司
开 本	710毫米×1000毫米 1/16
印 张	16
字 数	260千字
版 次	2018年1月第1版
印 次	2018年1月第1次印刷
书 号	ISBN 978-7-5101-4947-4
定 价	35.00元
社 长	邱立
网 址	www.rkcbs.net
电子邮箱	rkcbs@126.com
电 话	(010)83519390
传 真	(010)83519401
地 址	北京市宣武区广安门南街80号中加大厦
邮 编	100054

序 1

气是人的命根子

Preface

很多疾病的来源是什么呢？《黄帝内经·素问·举痛论》说：“百病生于气。”百病生于气，是《黄帝内经》对人类疾病成因的论断，也就是说，人类的所有病患，都与气相关，而气的关键就是我们的呼吸。

中医认为，人体有四宝，四宝全，人体就健康长寿，四宝亏，人体就多病早夭。这四宝就是精、气、血、津液。看到这里，可能我们还不会觉得气有什么更加独特从而最重要的地方，那么，我要告诉读者的是，中医是分阴阳的，而精、血、津液三者，都属阴，唯有气是属阳的。阳是阴的统帅、领导，打个比方：就好像一家四口中，丈夫、妻子、两个女儿，丈夫如果病倒了，那全家的生活就堪忧了。所以气是独一无二的，而直接影响气的，就是我们的呼吸。

我一直苦于无法更好地对读者强调我们呼吸的重要性，最后我觉得可能从生命要素上来讲会更直观些。以上中医讲我们生命的四要素，气是四要素的领导，那么西医又是怎么认为的呢？

我们只需进入病房，看一下危重患者都要用到的生命体征仪，当你看到生命体征的三个指标：心率、血氧、呼吸频率时，你是否能够很直观地形成呼吸对生命最重要这样的意识呢？大多数人是没有的，他们在看到这些仪器时并没有引起自己对生命和健康的深入思考。在人类性命攸关的三个生命指标中有两个都是跟呼吸有关的，毫无疑问，呼吸决定我们的健康，并决定我们的生命质量，乃至决定我们生命的继续和终结。

在西医的三个指标里面，血占一个半，所以说气血是我们的命根子。我们平时说要调气血，因为气血基本就决定了我们的生命状态，但是说到调气血，气和血还是有很大不同的。因为血的运行属于机体的自律行为，我们基本是干涉不到血的运行的，只有在有问题的时候用药，平时饮食加以调节，所以对于血我们的有效方法不多，基本可以说是无所可调，只有等它出问题后才加以各种治疗。但对于气就不同了，呼吸运动是一种完全可以主观调节并掌控的运动，所以调气血，其实主要在调气。但我们大多数人都陷入一个误区，说是调气血，主要就是靠食物来补血，然后靠食物来补气。其实这都是无关痛痒的办法，所以调理气血也就成了一件很难的事，而缺血的人则一直都会缺血。

中医还有一个生命三要素的说法，那就是精气神，气依然占据一个。所谓“人活一口气”，气是我们身体健康的重要保障，精和神虽然重要，但没了气就什么也没有了，可见这一口气，是分分秒秒都不能少的。植物人的神已经不能运转了，但只要一口气还在，生命就还有希望，还有可能恢复过来，可见精和神也离不了那一口气。比来比去，这一口气才是最重要的。而呼吸就是气的把手，只有把呼吸这个把手提起来，气才会保证我们身体的健康。

气不只是对于人类的生命极其重要，并且对于任何有生命的事物都是不可缺少的，生物学中指出生命的三要素：空气、阳光、水。

我们的祖先认为，元气是构成世界的基本要素，更是生命的根本要素，这是非常符合科学道理的。

从中医和西医为我们指出的生命要素来看，如果做一个结论，气（呼吸）是人类生命质量和健康的第一要素，我想，大多数人应该不会反对。即便有人想反对，也难以找出一个可以替代气的要素来。那么，由此继续往下推论：会呼吸才能不生病，我想也是合乎客观事实的一个论断。

其实，古人对气的认识远比我们更深刻，对气的重要性更是反复强调：

> 人之生死由乎气，气之为用，无所不生，一有不调，则无所不病、气有不调之处即病本所在之地，故治病以气为首务。所谓“行医不识气，治病何从据，堪笑道中人，未到知音处”（《景岳全书·诸气》引王应震语）。

从上一段引文中可以看出，古代医家早有论断：气只要有一点不调，则无所不病，什么是无所不病？就是凡是气不到哪怕气到了却不调的地方，都会生病。那什么是病本所在之地？意思就是说凡气不调的地方都会成为病源积聚的病灶。清代著名医家王应震甚至认为，不知道人体中有关于气的运行道理的医生，都不能算是合格的医生。

而事实上，在远古时期，呼吸是人类治病的基本手段。《黄帝内经·素问·移精变气论》中记载：“余闻古之治病，惟其移精变气……”可见在那个阶段，我们的祖先就是仅仅依靠呼吸术来治病的。

随着现代医学的发展，人们越来越认识到呼吸的重要性，现代医学已经告诉我们，不少疾病和痛苦，都与呼吸有着或多或少的瓜葛，而最终致命的疾病，比如癌症、心血管疾病等，都被证实与氧供应及利用不充分密不可分。

比如以下几位医学专家的看法：

分子生物学家莱文：缺氧是造成许多疾病的主要原因之一。

日本小内山博（日本前劳动科学研究所所长）：脑猝死、心脏病、动脉硬化、肝病等成人病的主要原因是缺氧；癌细胞是在缺氧的细胞中增生生长的。

奥得沃尔得（德国获诺贝尔医学奖获得者）：癌细胞在高氧环境中无法生存，缺氧导致癌症。

但是，西医明明已经看到呼吸的重要性了，它们的仪器也很明确地显示着，却没有真正从呼吸入手来直接解决这个问题，相反，他们靠输液维持生命、靠化疗来间接解决问题。

当代人提倡各种脏腑养生，经络养生，殊不知，脏腑经络及组织器官的生理活动，都必须依靠气的推动、温煦等作用，气不行了，你的经络只能越按越坏。营卫之气不足却靠按摩经络维持健康，道理就好比你财务状况不好时再去透支银行信用卡，结果透支的越多，你的财务状况就越差，同样的道理，气不正不足，采取其他的一些健康手段反而会更加透支你的健康。这种透支的结果就是到最后身体彻底崩溃。

经络是治、调，而不能养，呼吸则是养、治、调兼运，其实对于生命来说，养重于治，病不是说治好后就完事了，治好病，仅仅是让你免除了痛苦，不代表你的身体也好，更不代表你已经高质量地活着，治好后还必须得养，养是根本也是最终目标。

气既是我们身体中精、血、津液运行的必要动力，也是我们身体排出病源、排出毒素的重要动力。

中医认为：万病出表都是好事，病不往外长，就肯定要往里长。那么，万病如何出表？气的推动是万病出表的一个根本因素。如果人体的正气不足，那么，气血不行，腠理不张，所有的病患都会在身体内沉积，最终导致诸病往里长，等到诸病长到内里脏腑之中时，再想排出体表就更难了，这时候往往就是重病、疑难病症了。

所以说气不正、不足、不清、不洁，是万病之源，想要身体健康不生病，第一件必备的能力就是要会呼吸，呼吸好，病才能不生。

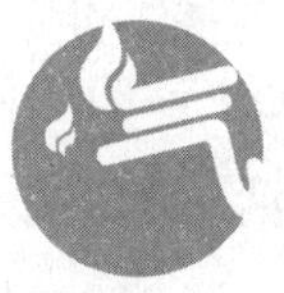

序2 人类最悠久的养生传统

Preface

以前我著作的《一切都与呼吸有关》曾经再版了两次，其间得到一些读者的好评，有的读者发邮件表示感谢。学呼吸能管什么用？这是很多人的疑问。

我在这里讲到这些事，是想告诉大家，呼吸术（呼吸锻炼）具有很多效果，对于很多疾病都有治愈疗效或者辅助效果，但这本小书无法一一统计并列举出来。

即便是医药治疗中已经完全验证的呼吸能治好的那些疾病，也已经非常之多了。小到我们平常经常有的头疼感冒、腹泻、便秘、神经性的轻微牙疼、腹疼，大到癌症、心血管疾病……以至于到心理问题，呼吸都有不可替代的疗效，乃至于像几十年都治不了的运动遗精等怪病、疑难杂症，最有效的呼吸疗法都有可能治愈。也就是说，呼吸能治疗的疾病和问题，远远比这本小书中列举出来的要多得多。

所以无论你身体怎么样，是强健是孱弱，是无病是多病，你都可以试试呼吸。

作为人类的一门极为古老的养生传统，呼吸可以说是人类有史料记载以来，历史最悠久的一门养生学了。

既然说是养生学，那就要同医学区分开来。医学是治病的，而养生学是防病的，医学是要医治已经患了疾病的身体，而养生学除了防病之外，还要追求生命的高质量，什么是生命的高质量，比如以下这些指标：精神更愉悦、脑力更清楚、手脚更灵活、力量更充沛、五官更敏利（如耳聪目明、齿健等）。养生要走在治病的前头才行，如果让养生走到了治病的后头，那就什么都晚了。

古代的养生学是古人为保全性命、自然而终，从而创造出的一门学问，养生学的存在意义就在于它追求病苦不生，让人能健康爽利高质量地活着，而不是身患疾病低质量地活着。

在中国古代，《黄帝内经》《老子》《庄子》《列子》《抱朴子》等古典著作中都有关于呼吸养生的记载。

而在古印度，人们对呼吸养生的重视更甚于中国，现在社会上流行的瑜伽养生就是古印度呼吸养生学的一个分支。

可以说，呼吸养生术源远流长，社会影响非常广，是我们保健身体必不可缺、不得不学的一种养生方法。

归纳呼吸作为养生术的主要作用，简单来讲有以下两点：

一是调节、平复，呼吸术可以调节心理和生理，那些心理层面的压力、抑郁、怒积、忧思、恐畏、厌倦、悲伤、愁闷、紧张等不良心理疾患，都可以通过呼吸调节来解决，善用呼吸，你就可以回到平和、宁静、安稳、愉悦的心理状态中，这种调节和平复不但让你远离心理疾病，还能远离一些由心理问题引发的官能性疾病，也就是说你身体的病痛其实是可以通过呼吸来解决的。而那些生理层面的功能紊乱，功能失常，也可以通过呼吸来调节，而对于神经性的功能紊乱，呼吸治疗更是有良好的效果，二是养，呼吸提供人体必不可缺的养分，而且呼吸所提供的养分是其他养分合成的前提，以此而论，呼吸术为我们提供各种各样的“养”。这种种的“养”充足，我们的身体各器官的功能就会达到最佳状态，从而从根本上杜绝疾病的产生。

以上两点是呼吸术的主要作用，呼吸还有其他的许多特色功能，这不是一篇短短的序言所能概括全的，还请读者在书中细细品读、体会。

在已出版的《一切都与呼吸有关》里面，我曾反复强调呼吸的重要性，唯恐读者对之不重视，很希望将这一甘露妙术广泛地赋予广大的读者，但我依然有很深的遗憾，当年并没有将它讲好，还远远没有讲到位。我一直想要抽足够的时间将它做得更好一些，这一次再版经过了不少的修订和重写，同时写入了这些年更多的感悟和心得。相信《你的呼吸还好吗？——会呼吸才能不生病》这一个“增强版”在这个空气污染已经成为我们大多数人健康问题的时候，能给广大读者带来健康生活的喜乐！

序 3

呼吸的革命——鼻尖式呼吸

Preface

本书的前版书《一切都与呼吸有关》提出了一个重要的医学观念，告诉我们一个医学上的蝴蝶效应。蝴蝶效应是气象学家洛伦兹在 1963 年提出来的，其大意为：一只南美洲亚马孙河流域热带雨林中的蝴蝶，偶尔扇动几下翅膀，可能会导致在两周后美国得克萨斯刮起一场龙卷风。其原因在于：蝴蝶翅膀的运动，能导致其身边的空气系统发生变化，并引起微弱气流的产生，这种微弱气流的产生又会引起它四周空气或其他系统产生相应的变化，由此引起连锁反应，最终导致其他系统产生极大变化。此效应说明，事物最终发展的结果，对其初始条件具有极为敏感的依赖性，初始条件的极小偏差，可能引起结果的极大差异。

当我们身体的某一种元素出现问题时，全身都会受到影响。如果我们身体患了一种疾病，最初的根源在哪里呢？也就是，最初扇动翅膀并引起疾病风暴的蝴蝶是哪只？我们通常想到的这些蝴蝶是：饮食不节、劳累过度、受寒、作息无常、心理刺激……

没有人想到那只最重要的蝴蝶。通过对身体的分析归纳，我们最后非常明确地指出：在这些身体的蝴蝶中，最容易引起疾病风暴的蝴蝶就是呼吸。

当呼吸这只蝴蝶扇动翅膀，它最初是导致供氧不足，然后，心血管运输的氧不够，细胞缺氧，缺氧导致能量不足，能量不足导致细胞功能弱化，单个细胞的功能弱化积集起来，导致器官功能弱化，器官功能弱化导致机体整体的功能弱化，身体功能弱化导致供氧能力更加不足，于是，身体中的病灶在累积，在繁衍，最终，引起一场可怕的疾病风暴。

如果我们呼吸功能不强健，那么，我们的身体功能就不健全，如果我们的呼吸功能不强，那我们的身体就不强，如果我们没能解决呼吸问题，那我们就无法从根本上解决其他健康问题。

如果你掌握了呼吸，让这只蝴蝶轻柔地、规律地扇动它的翅膀，那么，你不用担心你的身体在某天会刮起疾病风暴。

在这本书中，我们第一次读到呼吸有六大功能，而我们平时主动利用的只有供氧一种，即便是供氧功能，也仅仅被我们利用了 1/10 左右，这样折算起来，我们一般人仅主动利用了呼吸功能的 1/60（当然，这只是一个表面数字的估算）。

呼吸第一位的作用是调神，通过吸天地之精华而长养精神思想。

呼吸第二位的作用是作为人体的第一运输工具，输送氧气和精微营养物质。

呼吸第三位的作用是作为人类唯一的一种内脏运动保健手段。

呼吸第四位的作用是鼓动全身器官的功能，只有呼吸才能做到全身肌肉的联动。

呼吸第五位的作用是支撑空间，我们平时都以为，我们的身体是由实在的物质，骨和肉来支撑的，这是大错，呼吸是支撑身体空间的重要物质，连肌肉都需要呼吸的支撑。

呼吸第六位的作用是作为连接人体随意系统和非随意系统的唯一

桥梁。

通过我们的思维活动来控制呼吸，这是通常所称的意念呼吸，意念呼吸就是将我们被动的、自律性的呼吸转变为由我们的思维意识去主动控制的呼吸。这可谓是一种呼吸的革命。

在呼吸术中我们普遍了解的是腹式呼吸，它也被公认为是最好的呼吸法，但事实真是如此吗？实际上腹式呼吸只是呼吸术中的一种，并不是最好的，而且不太适合妇女。在这本书里面，我们给读者讲解了更多的呼吸方法，详细地讲解了各种呼吸方法的优劣和适应情况，并且隆重推出鼻尖式呼吸，这一呼吸方式是对几千年来中国流行的腹式呼吸的一种改良和进步，可以说，推广鼻尖式呼吸不啻是一次呼吸的革命、健康的革命。

本书的前版书《一切都与呼吸有关》获得一些读者来信感谢，治愈了一些困扰读者几十年的顽疾，读者尤其是对其中的鼻尖式呼吸赞赏有加。原书因为较为理论化，不太适合广大的普通读者，又因是第一次创作，许多方面都还很不成熟。这一次较为侧重实际的操作，实验、总结、创作了更多有用的知识，力争把它变成人人读得懂，人人用得上的一个通俗读本。经过七年的再积淀，作者又加入了如瀑式呼吸、胎儿卧辅助呼吸等比较实用的内容，对于读者来说，会呼吸才能不生病真可谓是一剂养生除病的良方。

目录
contents

第一章　保卫呼吸，刻不容缓

第二章　重新认识我们的呼吸

第三章 呼吸——生命的不可暂舍

第四章　呼吸是最好的能量

第五章　呼吸不足，百病丛生

第六章 百病之生，根源在气

第七章 种种疾病，呼吸可防

第一章

Chapter 1

保卫呼吸，刻不容缓

01 我们的呼吸其实很讲究

人类的身体对周边环境和事物是很敏感的，这是出于人体自我保护的需要。比如说皮肤对寒热的敏感，过冷和过热都会对我们的皮肤产生不适的刺激。当皮肤感觉过冷时，我们就会加衣，以抵御寒冷，当皮肤感觉过热时，我们就要去阴凉的地方避热。因为如果对过冷和过热的天气不能及时采取措施的话，我们的身体就会因受寒和受热而生病。寒、热对我们身体的侵袭越久，我们的病就越重，这就是我们身体对自然界不利健康的那些因素所做出的反应，表现在我们的饮食上，腐臭、变质、馊变的食物，或者味道很坏的食物，我们的舌头也会做出反应，令我们无法下咽，从而避开不良食物对肠胃的损害。

如果我们不小心吃进了变质的食物，我们的肠胃也会做出反应，一般就是我们会闹肚子，通过闹肚子迅速地排泄，以免这些变质食物在人体内停留时间过长，对身体造成更大损害。

如果我们给这种现象一个称呼就是：舌不纳异味，腹不纳坏食。

我们的身体器官是非常需要这样的适度的过敏的。如果一个人吃什么肚子也不坏，他的肠胃什么毒素都能吸收，而不会做出排斥反应，那反而是个大问题了，所以许多人挂在嘴边的“我这儿很好、那儿很好，怎么折腾也不坏”，并不是一件好事情。

在我们的身体各种器官中，鼻子是尤其敏感的一个器官，这既在保护我们的身体，同时也给我们的健康带来无法消除的矛盾。

首先，它对新鲜空气很敏感，当遇到新鲜空气时，我们会不自觉地深呼吸，据研究，吸入一定含量的负离子 30 分钟后，肺氧气吸收量会增加 20% 以上，而二氧化碳排出量则可以增加 14.5% 左右。而呼吸系统对质量差的空气就更加敏感了。

呼吸系统中的肺脏，号称为“娇脏”，意思是在五脏六腑中，它是最娇气、最柔弱的一个。它非常怕寒，一遇寒气，便容易发生咳嗽等症状，而它之所以娇气，更因为它的敏感。它对恶臭气味很敏感，一旦遇到恶臭之气，便会剧烈反应，向大脑提供强烈信号，于是我们就会紧紧捂住口鼻，对恶臭气味远远避之。

如果我们不远离这种恶臭气味，呼吸系统就会作出更强烈的反应，令我们的身体感到极为不适。会有胸闷、恶心、头晕等种种负面感受。而一旦呼吸系统面对很好的气味，比如花的香气，还有处在海边、河边、树林面对湿润新鲜空气时，则会产生深呼吸的欲望，让我们充分享受到可人的香气和负离子。这种深呼吸会令我们头脑清明、身心愉悦。可以说，呼吸系统对气味是极其敏感的。

呼吸系统不但对恶臭气味无法接受，就连不好的空气，比如说屋中不流通的空气，氧含量不足的空气，不够新鲜的空气，也都会采取排斥和拒绝的态度。当空气质量不好时，我们的呼吸系统会自动闭气，将吸气量降低到最小程度，此时，我们获得的氧气仅能维持生命最低程度的运行。甚至不足以充足供给各器官，导致各器官因缺氧而致功能衰减。

于是我们的身体就会从腹式呼吸（自主呼吸，有意识的呼吸，属于深呼吸）转而进入腹不纳气的状态，再转而进入胸式呼吸（非自主呼吸，无意识呼吸），从胸不纳气转而进行最微弱的喉式呼吸（一种喉结部位运动力量大的呼吸，其概念出自印度瑜伽呼吸术）。到了此时，已经是达到我们身体对于呼吸的最底线了，而其实胸式呼吸就已经是一种不理想的呼吸了，何况是喉式呼吸？长期供氧不足对身体的危害是远远超出你的想象的。

所以我们的呼吸系统是很娇气的，它的要求非常高，一旦你周边的空气达不到高要求，它就会采取自我保护措施，降低吸入的量，从而使得我们实际上处于一种供氧不足的状态中。而只要供氧不足，我们的身体就会处于事实上的全面“亚健康”状态。

呼吸系统的这种娇气，这种自主性的不纳于气，在古代没有任何问题，而今，却造成了当代人根本就无法绕过去的一个健康之坎——呼吸困境。

02 呼吸的困境

按照进化论，人类的各种自然反应也是人类面对自然界的种种现实条件进化而成的，那么呼吸系统的娇气也是人类对现实条件的反应。如果说我们的呼吸系统的一些特点是几千年来针对自然界的寒气、热气、湿气等自然条件形成的，那么它能够完好应付的也仅仅是人们时而嗅到的臭气和房间中不太新鲜的空气罢了。它要面对当今十分严重的大气污染，恐怕其适应的时间还太短，根本就来不及进化到那种可以很好抵御的程度。甚至应当说，我们的呼吸系统对大气污染，包括现今非常普遍的雾霾，都还没有形成良好的反应机制，不能很好很快地适应雾霾对我们身体的影响，这才是最可怕的。

卧室中空气不够流通，我们早晨起来会有一个直观的认识，而空气轻度污染时，如果我们眼睛看不到雾霾，那么哪怕空气中的 PM2.5 值已经比较高，我们也不会意识到我们的呼吸会有问题。

中新网曾援引外媒的报道，指出了我们面临的严重呼吸困境。世界上每 10 个人就有 9 个人吸入的是质量较差的空气，每年有 600 多万死亡案例是与空气污染有关的。世界卫生组织在曾经发布的报告中指出，地球上有多达 92% 的人，其所居住的地方空气污染水平已经超越了世卫组织定下的最低限度。这份报告的数据来自全球 3000 多个人类居住区。值得注意的是，城市空气污染最严重已是人们都认识到的，但就连乡村空气也并非如许多人想象的那么好。世卫组织下结论说：空气污染“几乎不可避免地影响了全世界所有国家的每一个社会阶层”。在谈到世界各国为应对空气污染问题而采取的措施时，世卫组织公共卫生与环境司协调员多拉表示，现有的一些措施如发布空气预报、避免外出或戴口罩等其实都发挥不了太大的作用。依照世卫组织发布的空气质量标准，PM2.5 年平均值应小于每立方米 10 微克，超过此一水平的空气质量即属不合格。全球居住在城市里的人口中，有超过 80% 每天所吸入的都是污染空气，而在贫穷国家，吸入污染空气的城市人口更是多达 98%。

现在我们面对雾霾和空气污染时，我们其实是处于一种左右为难的“握双刃剑”困境。要么我们牺牲空气的新鲜度，关紧窗户，打开空气净化器，吸入不流通不新鲜的空气，令我们处于胸腹不愿纳气的状态。而想要新鲜些的空气，就要开窗通风，吸入更多的工业排放物，这里面有重金属和其他各种毒素，而呼吸系统对空气质量较为敏感的人依然会感觉到空气带来的不适，依然会有腹不愿纳气的困扰。长时间的浅表呼吸会令我们身体的各种功能被弱化，直至因供氧不足而产生病变。要知道，我们人体的最重要指标是血氧，如果血氧不足，我们的血和气都不会充足，我们身体各种功能如何会不被弱化？抵御病毒的能力弱了，病变自然更容易发生。而如果我们吸入更多的工业污染物，却又会令我们的身体积聚各种毒素，最快最明显的病变可能会率先在我们的呼吸系统上表现出来。而雾霾并不意味着一种或几种工业毒素，它是无数种工业毒素的一个大集合，因为城市周边所有类型的工业污染都会因雾霾的发生从而可能被整合到一起（比如雾的升腾可以令工业污水中的污染进入空气当中），所以我们吸入的毒素就具备了各种可能，它可能引起多种疾病，而不只是呼吸系统的疾病。

多数人可能以为紧闭门窗能解决这雾霾的问题，事实上这是一厢情愿。已经有人用探测器测试过了，相对密闭的地铁站、酒店等公共场所，也包括我们的居室内，PM2.5 的指数并不比室外低，有时可能会更高些。

其实不必非要用这种实验来证明，我们的日常经验足以告诉我们，居室的那道墙是隔绝不了大自然的变化的。比如冬天的干燥，无论我们怎么拖地，如何用空气加湿器，室内还是干燥的，空气也一样干燥；而当夏季雨水繁多时，我们的室内也会变得潮湿，空气湿度也一样会提高，即便是我们居住在高层也抵挡不住大自然的天气变化所带来的影响。对于雾霾天气，这个道理一样适应。所以，你的墙壁、门窗密封闭做得再好，也挡不住雾霾。

事实上，我们解决雾霾这一问题的手段目前还很少，空气净化器可以在一定程度上解决室内的空气污染，但解决不了空气的新鲜度和流通换气的问题，所以我们在使用空气净化器的同时，可能还要使用制氧机，来时不时为自己提供更充足更新鲜一点的氧气。

这已经算是没有办法中的办法了。

小荷尖尖：请问呼吸法里面有排浊较好的方法吗？

王子居：呼吸法里面的排浊法有很多，可以尝试下面这个九呼排浊法：1. 右手握拳压住右肋，压迫肺部动脉。2. 左手握拳，伸食指按住左鼻孔，从右鼻孔中猛呼一次长气，再呼一次短气，最后缓呼一次长气。3. 左右拳和左右鼻孔互换，如上面一次猛长呼，一次短呼，一次缓长呼。4. 两个鼻孔一起各进行一次猛长呼，一次短呼，一次缓长呼。要点：呼时要呼尽。5. 配合冥想，可想象雾霾里的污浊之物随着呼气被从肺部吐出。

03 空气并不是只影响呼吸系统

不久前，发表在国际权威学术杂志《柳叶刀》上的一项研究，对导致心脏病发作的“最后一根稻草”做了排名。

在这份黑名单上，在污染严重的闹市骑车上班被认为最危险；第二位则是用力过猛；第三位是喝酒。其他风险因素包括：消极情绪、发怒、进食过饱、情绪过于激 动、性生活以及可卡因。

比利时哈塞尔特大学研究人员发现，无论开车、骑车或步行上班，只要经过车辆密集的路段，都会增加心脏病发作危险，其主要原因之一是吸入被污染的空气。其中骑车上班者的危险又是最大的，因为这些人吸入的尾气最多、“受污染”最严重，由于他们要耗费一定体力踩踏自行车，所以他们的呼吸更深入，但即便是深呼吸也不能满足供氧需求，并很容易引发供血不足。而这两方面都是诱发心脏病的重要原因。

而这种吸入导致死亡的时间往往会滞后 1 ~ 2 日，所以，它的死亡危机在当时是觉察不出来的，可以说它是一种隐蔽的巨大危害，很容易让我们大意，产生侥幸心理。所以，在城市污染严重的区域，或者污染严重的日子，我们是不宜于进行运动和深呼吸的。在雾霾天，就更加不适宜了。

这个例子依然指向我们的呼吸困境，在浅表呼吸导致供氧不足和正常呼吸导致的吸入污染物在体内积聚毒素之间，我们似乎只能被动地接受这两种健康危害的其中一个。

以前，有呼吸困境的除了患有各种疾病尤其是呼吸系统疾病的人之外，办公室极少运动一族，脑力劳动者，工作时注意力高度集中者，容易生气的人，经常忧思的人，都易陷入呼吸浅表的困境。而现在，雾霾天气却令更多体力劳动者，及呼吸肌强健肺活量大的人，也陷入了一种令自己吸入更多污染物的呼吸困境。

呼吸已经成为所有人的问题，而不是像以前只是一部分人的问题。

吸入毒素，我们很难再想办法排解，呼吸不到新鲜空气，我们其实还是有办法弥补的。这一些能让我们摆脱呼吸困境的办法，就在我们这本《你的呼吸还好吗——会呼吸才能不生病》的字里行间。

04 认真认识一下雾霾

我们都知道，自然界的许多天气都会给人体带来不利影响，如雾、雨、潮、燥、雪、雷电等。这些天气对人类的影响比较明显的是重症患者的死亡率。我的医生同学告诉我，每当下雪时，医院内重症病号的死亡率就会上升，如果降雪天气持续多日，还会出现危重病号的集中死亡，天气对我们的身体影响可见一斑。

雾和霾

雾也是人要避开的一种天气，因为它属于湿气的一种，同时又附带着其他伤害。

雾气看起来温和浪漫，实际上却一点也不美好。它含有的对人体有害的细颗粒、有毒物质达 20 多种，既包括了酸、碱、盐、胺、酚等，也含有尘埃、花粉、螨虫、流感病毒、结核杆菌、肺炎球菌等。其含量是普通大气水滴的几十倍，远远超出健康人体能接受的程度。

自然界中没有工业污染的雾，对人体就已经是有害的了。而城市里的雾往往又附带上了工业排放物的污染，所以它对身体的伤害就更重了。

雾和霾实际上是两种事物。雾是指大气中因悬浮的水汽凝结从而导致能见度低于 1 千米时的天气现象；而霾的形成则主要是空气中悬浮的大量微粒和气象条件的共同作用。当雾和霾结合起来形成雾霾时，自然界的湿毒加上工业污染产生的毒素颗粒，足以对我们的身体构成更大的危害。

雾霾是雾和霾的混合物，早晚相对湿度大时，雾的成分多。白天湿度小时，霾则占据主力，雾霾的相对湿度会在 80% ∽ 90%。霾是由空气中的烟、灰尘、硫酸、硝酸、有机碳氢化合物等粒子以及二氧化硫、氮氧化物和其他工业废气等气态物质组成的。而一些可生长颗粒，如细菌和病毒的粒径相当于 PM0.1 ∽ PM2.5，当空气中的湿度和温度适宜时，这些微生物会附着在颗粒物上，特别是容易附着到油烟颗粒物上，这些病毒微生物吸收油滴后转化成更多的病毒微生物，这就使得雾霾中的生物有毒物质生长增多，也就是说，雾霾持续时间越长，能够伤害我们的病毒也就越多。颗粒物的英文缩写为 PM，北京监测的是 PM2.5，也就是空气动力学当量直径小于等于 2.5 微米的污染物颗粒。这种颗粒本身既是一种污染物，又是重金属、多环芳烃等有毒物质的载体，所以它对人体的伤害是多重的。

由于气体能直接进入并黏附在人体下呼吸道和肺叶中，对人体健康会构成伤害。如长期吸入，严重者会导致死亡。

其实雾与霾从某种角度来说是有很大差别的。比如，出现雾时空气潮湿；出现霾时空气则相对干燥，空气相对湿度通常在 60% 以下。以中医学的理论来看，雾属于湿毒，而霾则属于热毒，所以当雾或霾来袭时，我们身体受到的伤害将是湿毒与热毒的轮番攻击，而当雾霾一起时，我们受到的将是湿毒和热毒的结合攻击。

雾霾首先会伤害我们的呼吸系统，然后会因氧供应不足，导致血氧的供应水准下降，我们的气血无法保持旺盛状态，甚至会在病态中运行，最后将会导致我们整体的免疫力下降，并导致所有脏器的功能变得衰弱。而这是一个长期的持续的过程，如果我们不认真采取对待措施，我们的身体将可能发生病变。

小荷尖尖：在雾霾天呼吸锻炼时，在室内有什么简便易行的方法吗？

王子居：除了上面的九出呼吸法之外，还可以试试三九呼吸法，这种呼吸法以三次呼吸为基本单位：1. 先用右鼻孔吸，左鼻孔呼，吸气时头自右向左转，以加强右侧呼吸肌的牵引力，做三次。2. 用左鼻孔吸，右鼻孔呼，头自左向右转，以加强左侧呼吸肌的牵引力，做三次。3. 头不动，正常呼吸，做三次。4. 用右鼻孔呼或吸时，用左手的无名指按住左鼻孔，以左鼻孔呼或吸时，以右手的无名指按住右鼻孔。亦即鼻孔不用时就按住。5. 以上 3×3＝9 个步骤，重复三次。第一次时，要求将呼吸放到最缓最细。第二遍时，可用力一些。第三次时，要用力呼吸，并且在吸气时可扭动身体，加强吸气和呼气的力量。

小荷尖尖：我有一个疑问，在雾霾这种情况下，排浊呼吸时，我们吸进的气和排出的气是差不多的呀，这样有效吗？

王子居：不是这样计量的，在雾霾天呼吸，我们的吸入和排出的空气量是均衡的，但我们排浊呼吸时排出的身体内的浊并不仅仅是上一次呼吸时积累的浊气，而是很长时间以来积累的浊气，这也就是说，我们进行排浊呼吸时，呼出和吸入的空气容量是相等的，但浊的密度是不相等的，我们排出的浊气，既有从前呼吸时进入的，也有身体在从前不断制造的废物和废气，排浊呼吸时排出的浊是要比吸入的浊更多的，所以是有效的。

05 雾霾对身体的伤害

英国医学杂志《柳叶刀》2016 年底公布的《全球疾病负担》报告中明确指出，早在 2012 年就有高达 210 万的亚洲人死于空气污染。而在全球 67 种疾病杀手中，空气污染致死在中国已经排到了第四位。仅过去十年间北京的肺炎病患就增加了 60%。

由于雾霾天气多发生在秋冬季节，所以很容易遇到冬季寒流，两者结合，会导致呼吸道感染的患者比例明显上升。据北京市儿童医院统计，2013 年 1 月 5 ～ 11 日，北京儿童医院日门急诊量最高峰曾达到 9000 多人次，而呼吸道感染占到内科患者的 50% 左右。

而在其他三甲医院中，既有慢性肺炎者、脑梗死症状加剧者，也有流感患者。有医师认为，天气寒冷，再加上空气污染严重，很容易引起各种呼吸系统疾病，如慢性阻塞性肺病等，“有的流感患者发烧、咳嗽了 3 个月都没有痊愈，一是因为空气质量太糟糕，二是周边流感患者多导致的交叉感染”。

这就是我们目前面临的健康环境。冬雾素有“冬季杀手”之称，加上城市中的工业废气、汽车尾气、空气中的灰尘、细菌和病毒等污染物附着于这些水滴上，使得冬雾更加可怕。而雾加上霾形成雾霾后，对身体的伤害就更厉害了。雾霾天气能使死亡率增高、使慢性病加剧、使呼吸系统及心脏系统疾病恶化，影响肺功能、影响生殖能力、影响人体的免疫力等。

1. 对呼吸系统的影响。霾的组成成分非常复杂，它能包括数百种大气化学颗粒物质。其中有害健康的主要是直径小于 10 微米的气溶胶粒子，如矿物颗粒物、海盐、硫酸盐、硝酸盐、有机气溶胶粒子、燃料和汽车废气等，它能直接进入并黏附在人体呼吸道和肺泡中，从而危害呼吸道健康。尤其是亚微米粒子会分别沉积于上呼吸道和肺泡中，引起急性鼻炎、急性上呼吸道感染（感冒）和急性支气管炎、哮喘等病症，并诱发慢性支气管炎等慢性疾病。而对于已患支气管哮喘、慢性支气管炎、阻塞性肺气肿和慢性阻塞性肺疾病等慢性呼吸系统疾病的患者，以及鼻炎患者，雾霾天气则可使病情急性发作或急性加重。如果长期处于这种雾霾环境的话还会导致肺癌，而有些呼吸系统免疫力弱的患者，可能很快就会引发。特别是儿童的呼吸道，鼻、气管、支气管黏膜较为柔嫩，且肺泡数量较少，弹力纤维发育也较差，间质发育旺盛，更容易受到呼吸道病毒的感染。人长时间处于浓雾天气中，可引起气管炎、喉炎、肺炎、哮喘、鼻炎、眼结膜炎及过敏性疾病的发生。雾气对幼儿、青少年的生长发育和体质均有一定的影响。此外，大雾天气时空气质量差，抵抗力较差的糖尿病患者极有可能出现肺部及气管感染而使病情加重。而雾和霾的结合，使得上述疾病更容易发生。

中国工程院院士、广州呼吸疾病研究所所长钟南山曾在某论坛上指出，近 30 年来，我国公众的吸烟率呈不断下降趋势，但肺癌患病率却上升了 4 倍多。这非常有可能与雾霾天增加有一定的关系。吸烟的人患肺癌的概率比普通人高 60%，而雾霾里含有的有害颗粒物比烟里的含量更多，所以雾霾比吸烟更易致癌。

2. 对心血管系统的影响。雾霾天对人体心脑血管疾病的影响也很严重。国外有关研究表明，雾霾天空气中的有毒颗粒物，是造成心血管疾病的重要原因。浓雾天气压比较低，人会产生一种烦躁的感觉，血压会有所增高。雾霾天气会阻碍正常的血液循环，导致心血管病、高血压、冠心病、脑出血等发生，它还可能诱发心绞痛、心力衰竭等，它还能使慢性支气管炎转化为肺源性心脏病等。

雾霾天气时，空气含氧量低，起雾时气压低，空气中的含氧量有所下降，会使人心脏跳动加速，感到胸闷、气短。尤其是对老年人危害更大。

潮湿寒冷的雾和霾，还会造成冷刺激，导致血管痉挛、血压波动、心脏负荷加重等，很容易引发心脑血管疾病。一些高血压、冠心病患者从温暖的室内突然走到寒冷的室外，血管热胀冷缩，也可使血压升高，导致中风、心肌梗死的发生。同时，雾霾中的一些病原体会导致头痛，甚至诱发高血压、脑出血等疾病。有心血管疾病的患者，尤其年老体弱者，尽量不要在雾霾天出门，以免发生意外。国外有关研究表明，可吸入颗粒物浓度每上升 10 微克每立方米，呼吸系统疾病发病率上升 3.4%，心血管病发病率上升 1.4%，每日总死亡率上升 1%。

3. 传染病增加。雾霾天气还可导致近地层紫外线的减弱，使空气中的传染性病菌的活性增强，导致传染病增多。

4. 不利于儿童成长。由于雾天日照减少，儿童会因紫外线照射不足，导致体内维生素 D 生成不足，从而对钙的吸收大大减少，严重的还会引起婴儿佝偻病、生长减慢等。

5. 影响心理健康。持续大雾天对人的心理造成的影响不容忽视，雾霾天气阴沉昏暗，空气污浊，人的情绪也会变的低落，精神懒散，心情烦躁，做起事来缺乏活力。大雾天会给人造成沉闷、压抑的感受，会刺激或者加剧心理抑郁的状态。对于心理病患者来说，在雾霾天更要注意心理的调节。

6. 影响生殖能力。

7. 引发各种细菌性疾病。因为雾霾天气时阳光照射不到大地，即时有阳光也很微弱。阴暗的天气会使地表的细菌、微生物快速繁殖，容易引起感染性疾病。

2013 年 11 月 5 日，中国社会科学院、中国气象局联合发布的《气候变化绿皮书：应对气候变化报告 (2013)》指出，近 50 年来中国雾霾天气总体呈增加趋势。其中，雾日数明显减少，霾日数明显增加，且持续性霾过程增加显著。

保卫我们的呼吸，已经到了刻不容缓的地步了。

06
雾霾天的基本防护

在这里先只讲一下日常防护，具体的呼吸锻炼方法，会在以后的章节里讲到。雾霾天，我们要做到以下这些最基本的防护措施。

戴口罩

医用口罩据说对 0.3 微米的颗粒能挡住 95%。选择口罩一定要买正规合格的，同时要试戴一下，最好买与自己脸型大小相匹配的型号。口罩要最大限度地贴紧皮肤，这样才能使污染颗粒不能进入。口罩取下后，不宜水洗，要等里面干燥后再对折收起来，以免呼吸产生的潮气让口罩滋生细菌。老年人和有心血管疾病的人则要避免戴防霾口罩，因为防霾口罩是专业抗病毒气溶胶口罩，密闭性很好，戴上后容易发生呼吸困难，因缺氧而感到头昏。

不过，另据世卫组织的发言人所说，目前为止世卫组织并不能确定任何一款口罩能有效防止空气污染。所以说，戴口罩会有一定的效果，但并不能彻底地解决问题。

外出尽量别骑车、停止晨练

雾霾天气要停止晨练，并尽量选择在 10 ~ 14 点这个时间段外出。同时，要多喝水，少吸烟并远离“二手烟”，尽最大程度减轻肺、肝等器官的负担。习惯骑单车、电动车上班或出门办事的人，要尽量避开早晚交通拥挤的高峰时段，尽量搭乘公交车。这是因为汽车尾气里有很多没有完全燃烧透的化学成分，会随着空气里面的细小颗粒漂浮。当你骑单车时，肌肉运动时需要的氧气量会更大，肺就会自动吸入更大量的空气，从而也就吸入了更大量的污染物。

进入室内必做三件事

雾霾天从外面归来，要做三件事：洗脸、漱口、清理鼻腔。洗脸最好用温水，可以将附着在皮肤上的雾霾颗粒有效地清洗干净；漱口的目的是清除呼吸时附着在口腔里的脏东西；当然最关键的就是清理鼻腔，清理鼻腔时，一定要轻轻吸水，避免呛咳。家长在给儿童清理鼻腔时要更细致一些，可以用干净的棉签蘸水，给孩子反复清洗。

患者更要少出门

雾霾天气时，减少出门是最有效的保护办法，尤其是对于有心脑血管、呼吸系统疾病的人群，更要尽量少出门。有关研究指出，在排除了年龄、性别、时间效应等影响因素之后，当雾浓度每增加103微克/立方米时，居民死亡风险会增加2.29/%，死亡滞后时间在1～2天。心脑血管疾病增加的死亡风险则更高，为3.08/%。而雾霾是比雾污染更重的天气，其对患者病情的加重程度，还要更高一些。

雾霾天尽量不要开窗

在雾、霾、雾霾天气时尽量不要开窗。如果室内有净化器净化空气的话，即便感觉空气不新鲜，氧含量低，也不要过度开窗，可以通过各种呼吸术来解决供氧不足的问题。

多食清肺润肺食品

对于各类食物的养生效果，可谓众说纷纭，所以在这里所列举的食物也仅供参考。

首选是百合，它具有润肺止咳、养阴消热、清心安神的效果。

其次是清肺的食物，如胡萝卜、梨、木耳、蜂蜜、葡萄、大枣、石榴、柑橘、甘蔗、柿子、萝卜、荸荠、银耳等。

对于平时经常大吃大喝的人来说，专家建议多食荸荠，或者喝荸荠粥、汤，而青萝卜对于肺气的生发很有效果，它比较辛辣，没有白萝卜温和，但对于顺气是非常好的选择。另外，可以通过煮醋来进行空气消毒，还有就是洋葱容易挥发出强烈的气味，也是空气消毒的一个比较好的选择。葡萄则要选择白葡萄，有润肺、补肺气的功效。

减少皮肤外露

出门前，应尽量多地包裹好身体暴露在外的部位，减少皮肤的外露，这是因为雾霾中的一些颗粒可能会堵塞皮肤的毛孔而引起不适甚至会引起过敏。外出回来后一定要记得及时清洗口鼻和暴露在外的皮肤。

第二章

Chapter 2

重新认识我们的呼吸

01 对呼吸，那些我们不曾想到的

我们会对自己的身体和健康存在一些完全错误的认识，这是因为人类目前的知识水平还不足以揭开人体的全部奥秘，也无法完全正确地解释人体的种种现象。

我们知道现代医学研究的往往是器质性和功能性的疾病，而养生则几乎不属于医学研究范围。我们整个社会其实也没有很好地去提倡养生，而是更多地强调了医疗。这就使得我们的养生知识不系统、不全面，而只能靠一些人去慢慢摸索。中国古代的养生术其实是一个非常完整非常系统的学术体系，既科学又实用，但现代人对那些古代养生之道已经陌生得很，所以容易得病，然后病一多了就更加依靠医学。

2016 年 8 月 9 日，《人民日报》发表评论“患者为何越治越多”。报道中说，中国中医科学院广安门医院花宝金教授因擅长治肿瘤，患者可谓是趋之若鹜，一号难求。可是，花教授却很不开心，他说：“我行医几十年，每天都在拼命看病。结果，患者不仅没有减少，反而越治越多。作为一名医生，一点成就感都没有。”

花教授可以说是一位清醒的医者，他看到了表面“繁荣”背后的隐忧。从医生个人来说，患者越来越多，说明自己医术高、口碑好，患者认可。但是，患者越来越多，却说明医学发展已经走入误区，重治疗轻预防，医生则陷入一种困境：“只治不防，越治越忙。”

绝大多数人并没有意识到低质量的呼吸是万病之源。人们对呼吸的关注不会太高，因为这件事你根本不用管它，它就会自动进行。人们甚至更关心一次小小的感冒，一次小小的头疼或腹泻，为之求医问药，紧张不已，却不知只要调一下呼吸，一些小病既可以预防也可以治疗。大多数人自然会觉得，呼吸这件事不用管，而是简单地认为只要气喘得动就够了，却不知道浅表呼吸、错误的呼吸方式对健康的危害。

还有一个我们对呼吸认识的重要盲区则是睡眠与呼吸的关系。

02 睡眠好坏，取决于呼吸深浅

我们身体的能量主要有两个方面来摄取，一是从空气中摄取氧气，一是通过肠胃摄取食物。在白天，我们进行精神活动和体力活动，一般人都觉得这些活动主要是靠食物来提供能量支撑才可以进行的，但他们忽视了空气，空气给予我们的能量同食物一样不可或缺。

大多数人都知道睡眠可以恢复身体元气，那么在睡眠中，这种恢复需要不需要能量支撑呢？当然需要，这个能量就源于我们的呼吸。

在睡眠中，我们唯一肉眼可见的活动，就是呼吸，思维也在活动，虽然不可见，但思维却是消耗能量的。我们都知道，良好的睡眠与低度的思维活动是成正比的。也就是说，我们的思维越沉寂，我们的睡眠质量就越好。

所以说，在睡眠中，思维活动是不应该继续的，而是应该无限趋近于停止的。

那些睡眠质量不好的人，情况是怎么样的呢？一是思维很混乱，要么思前想后睡不着，要么夜梦繁多，频频醒来；二是他们的呼吸也很混乱，时顺时塞，时深时浅，还会出现间歇性呼吸暂停。

我们一直以来的对睡眠的认知，就是要深度睡眠，所谓的深度睡眠就是意识要进入一种深度的迷失状态。只保留潜意识的活动，这样的睡眠被认为是最好的睡眠。

而在古老的养生传统中，包括《黄帝内经》《庄子》都认为夜间无梦，意识明晰但不混乱，没有混乱的想法滋生，也没有混乱的梦境，夜间始终保持清明的头脑，这才是最好的睡眠，是睡眠的最佳状态。这是古代养生家们与现代的医学理论不太一致的地方，而古代印度的养生传统也与中国古代养生家的认知是一致的。

我们可以得出一个其实不需要去总结的结论，良好的睡眠，根本上是在于对呼吸和意识的控制。现代医学的认识是要将意识实行自然的控制直至意识陷入深度睡眠的迷失状态，而古代养生家对意识的控制则是意识很清晰，但又很专注、很单一，没有任何乱的想法发生，意识也停止了，但却是清醒的。现代医学对睡眠中的呼吸控制是没有什么概念的，没人提倡过睡眠中控制呼吸的重要性，顶多提到要开窗通风而已，而古代养生家则非常郑重地要求呼吸要深细绵长，睡眠中的呼吸越细越长就越好。

人的呼吸会随着睡眠而变慢变浅，有些人的呼吸甚至会出现间歇性的暂停。很多人会因为夜间呼吸不良而导致供氧不足，这样的睡眠即便时间够长，睡得够深，也不足以保证恢复身体的元气，反而会越睡越累。睡眠时间越长，缺氧就越严重，还不如早起。因为在恢复元气的过程中，必需的能量——呼吸没有得到充足的补给，原材料不够，自然无法产生更多的血气。这也是为什么有些人睡过头后会觉得更疲倦的原因，因为你供氧量较少的时间过长了。这样的睡眠，到了白天自然会感到精力不充沛，如果再从事繁忙的工作，那自然会令身体产生疲劳，久而久之，各种疾病都会滋生。如果能够在睡眠中良好地控制呼吸，就能控制思维活动，哪怕一天只睡五六个小时，也足以令第二天有充沛的精力，而且大脑的敏锐程度要超越平常。

在历史上，达·芬奇能做到每隔 4 小时睡 15 ~ 20 分钟，这样他一天只有一个半到两个小时的睡眠，但他依然能够精力充沛。他的这种睡眠方法被称为多相睡眠，有一些人尝试过，有成功的，如特斯拉和富勒，有中途放弃的。虽然达·芬奇多相睡眠法很难被提倡，但它说明了一个问题，睡眠的质量跟睡眠的时间长短是无关的。历史上许多伟人都是经常睡眠时间不超过四小时的，如居里夫人、牛顿、拿破仑、周恩来等。事实证明，如果善于控制我们的睡眠，一天四小时的睡眠是足够的。

元气的恢复程度决定于夜间的呼吸和深度潜意识脑电波的释放这两个因素，而不是睡眠的时间长短和深度。如果我们只要求充沛的精力，那么夜间睡眠只有三五个小时都能够保证。不过我们还是要保证每天至少有六到八个小时的睡眠，因为我们的各种器官是需要足够的睡眠时间来进行修补的。如果你从事的是一种对脑力消耗非常大的工作，那你的睡眠时间还可适当延长。当然这种延长不要添加在夜间睡眠中，而是要在白天补一觉或两觉，每次时间不宜过长，以二十到四十分钟左右即可，只要觉得精神又补足了就可以再好好工作。

因为我们在睡眠中唯一还需要从外界汲取的就是空气，除此之外，我们没有别的办法帮助睡眠，所以我们一定要抓住呼吸这个根本，没有好呼吸，什么样的睡眠方法都难奏效。

在这里专家给你提供一个以前没有人提到过也不被重视的论断，呼吸是决定我们睡眠质量的唯一可控因素。

那么接下来专家再为大家揭示另一个大家几乎意识不到的关于呼吸的盲区。

小荷尖尖：我晚上也静不下心来，想要深呼吸，可是往往就忘——听说数数有效果，该怎么数呢？

王子居：你可以数出息，也就是在呼出气时计数，这个是比较容易的数法，在数量上可以从一数到十，然后再从一开始数。

刚开始的时候尽量将注意力集中在鼻子上，使得呼吸较深了，然后就计数，这样不停地数下去，直到感觉困倦了就可以入睡了。

小荷尖尖：数呼吸可以让人觉得困倦吗？

王子居：是的，对于身体透支的人来说，呼吸术很容易让人产生倦意。时间可以选在你临睡前半小时或一小时。

03 不是空气太干，而是呼吸太浅

北方的空气很干燥，而到了冬天室内就更干燥了。楼房因为有暖气供应，就变得更加干燥，于是很多人睡起后都会流鼻血。更多的情况是第二天起来擤鼻子，鼻子全是黑的干的甚至是带血的干鼻涕。

有很多人睡醒后鼻腔都是有血丝混杂在鼻涕里的。怎么办？很多人都买加湿器，通过加湿气来改变干燥的空气。

前些年的时候用加湿器没有问题，但近冬就觉得用加湿气也不行了，需要换一个更大出汽量的加湿器，而且必须把它开到最大，出来的水雾还必须直接笼罩在头部。这样每天早晨起来枕头旁边都是湿的，只有这样才勉强能保证鼻腔不会出血丝，而有的时候，鼻腔一样会出血丝。

鼻子可以说是我们接触外界最频繁的器官了，所以需要好好地保护，而我们的身体是很神奇的，充满了各种奥妙，也许因人而异，但都需要我们仔细探索。

我相信我们如果有一个合适的口罩，那我们就完全可以不用加湿气来避免干燥。

最近，有关专家在网上研究了一下制氧机，看到制氧机出来的空气，含氧率可达到90%，而这个浓度的氧气是足以致命的。于是仔细看它的供氧量的计算方式，这才知道制氧机出来的空气，只占我们吸入空气的极小一部分,换算下来,我们吸入的空气含氧量其实是在21%左右,这就正常了。

这个计算令专家们忽然想到了冬季空气干燥的问题，其实发生问题的地方不是在空气干燥这一块儿，而是在我们的呼吸上。

关于这一点很好证明，女士可以拿起身边的镜子，男士可以拿起手机。让我们深吸一口气，将镜子或手机放到我们的鼻子边，然后呼气，我们会发现镜子和手机上会蒙上一层白雾，我们用手来擦一下这白雾，就会发现，里面有大量的水汽。如果你不去管它，你的手机屏幕很快就会恢复常态，但当你用手指轻轻一抹，你会发现数滴水珠，才能知道它的含水量居然这么高。气温越低，这个实验越容易做，夏天也一样能做，就是需要迅速，因为温度越高，水分蒸发就越快。

你想过你每一次呼出废气时，你还呼出了这么多水吗？有这么充足的水汽从我们的鼻腔中呼出，我们的鼻腔会干燥那就不正常了，道理上也是不可能的。我们的呼吸系统在适应自然界天气变化的时候，就已经有了保持鼻腔湿润的功能，那就是从鼻腔中呼出的空气，它是足以抵挡单纯的空气干燥的。

既然鼻子的每次呼气都有这么多水，那你为什么还会发生鼻腔干燥甚至有血丝更严重会流鼻血的现象呢？

答案只有一个，在夜间你进行了浅表的胸式或喉式呼吸，甚至于在你的身上发生了无数次的间歇性呼吸暂停。因为你呼出的水分极少，所以你的鼻腔才会干燥，于是你只能凭借加湿气来保持你鼻腔的湿润。

如果你夜间呼吸不充分，即便是有加湿气也不能保证你的鼻腔健康，到了早晨你依然会感觉鼻腔干燥得难受。而且现有的加湿气无法保证空气的温度，所以你即便吸进鼻腔，也是吸进了湿冷的空气。而过于湿冷的空气对于呼吸系统、心血管系统和整个身体都是有害的，你不妨将你吸入的水汽与雾气联想一下，它虽然不含自然界雾气所含的种种颗粒，但它本质上接近于雾气，尤其是它的温度。加湿气出来的空气虽然有湿度，但它跟自然界雨后那充满负离子的空气的湿度和冷的感觉还是截然不同的，自然界空气过于湿冷时，还不宜过久呼吸，何况是人工制造出来的湿冷，就更不宜了。

而鼻子呼出来的空气却是温热的，是36℃以上的水分，而且这种水汽分布更均匀，因为温度足够所以也更加湿润。

这一发现令专家很高兴，很快就实验起来。北京的秋天就已经很干燥了，十月份就更加干燥，早上起床时鼻腔往往已经很干，而且鼻涕会凝结成深颜色的鼻屎状。于是在晚上起夜时往往已经觉得鼻子很干燥，那接下来就专注于呼吸锻炼，要知道人在睡眠时是无法控制呼吸的，那么就只有睡前进行深呼吸。这样，每晚醒来时进行几次深呼吸，早晨起来就没有觉得鼻子较夜晚时更干燥了，鼻腔干燥的问题基本解决，不要说鼻子出血或鼻屎中带血丝，就连深色的鼻屎也没有了。

鼻涕中带血丝、鼻涕干结成黑色块状，醒来感觉睡眠不足，头脑不清楚，甚至是更严重的睡眠状况，都可以从呼吸中找到原因。人在碰到干冷空气时，鼻子会流出清涕来缓解鼻腔的干燥程度，而鼻腔持续干燥，第二天早晨就会出现深色的凝结的鼻屎。而夜间只要保证有一段时间的充足呼吸，呼出的水汽就能保证鼻腔的湿润，也就能避免这一健康问题。在每次起夜时，如果觉得鼻腔干燥，我们都应该记住在回到床上时要进行有意识的深呼吸，这样既能缓解睡眠质量差的问题，也能解决因鼻腔过于干燥而带来的种种健康问题。

在白天我们鼻腔的干燥为什么没有睡起来时严重？唯一的原因就是在白天我们的呼吸更充分。所以如果发生早起时流鼻血、鼻腔干的状况，唯一的原因就是呼吸不够充分。鼻腔得不到充足的只有在呼气时才会有的水汽滋润。我们要相信我们的生理构造要比加湿器的构造强大得多，呼气时的水汽非常细，非常均匀，带有高于人体体温的温度，温暖湿润更易被鼻腔吸收。

夜间呼吸给力，会令我们第二天的精神状态上一个台阶，头脑更敏利，思维更清楚，情绪也更乐观。而呼吸干燥会令呼吸更加困难，呼吸质量也会更差，自然就难以有舒服的感觉了。

有关专家在一些地方做过这种小试验，拿起手机，分不同的距离靠近鼻子，在居室内一般靠近几厘米就可以看到水汽。但在商场中尤其是在商场的餐厅中，则需要将手机紧贴鼻孔，才能看到水汽。而在开空调的地铁或公交里面，手功能沾住的水汽也很少，而且很快就会蒸发，也就是说，我们呼气时呼出的水汽，很快就会被干燥的空气所吸收。一个地方，手机想得到呼出的湿汽，需要靠鼻孔更近，那就证明这里的空气更干燥。

感觉到空气干燥是有很多原因的。有些人可能会因为呼吸系统的一些疾病而更易感觉干燥，有些人则因为鼻子的构造而更容易受空气干燥的困扰，比如说鼻孔的粗大，鼻孔粗大时我们呼气的速度便也更快，湿汽流失的速度也就相应变快了。如果鼻孔较粗，再加上呼吸比较急促，湿气在鼻腔中停留的时间过短，还来不及湿润鼻腔，就呼出去了。对于觉得空气干燥的人来说，有关专家做过试验，在地铁里感觉空气干燥不适的，开始注意调节呼吸，将呼气变得缓慢细长，基本上十几次呼吸就可以令鼻腔湿润，感觉不到干燥，二三十次呼吸左右，呼吸就会变得舒适。但一旦忘记调节呼吸，鼻腔就会再度感觉干燥不适、呼吸变得困难。舒缓的、平稳的呼吸，会使得呼气时携带更多的水汽，而且舒缓的呼气时这些水汽更容易被鼻腔吸收。所以当空气干燥时，我们鼻腔干燥与否取决于吸入空气的干燥程度和我们呼出空气时所携带水分的流失程度，呼气时水分流失得越少，我们鼻腔抗干燥的能力就越强。

所以，空气干燥、呼吸不畅，有一定的原因是自己的呼吸习惯不好所造成的。我们只要慢慢调节，长期坚持，最终改变自己的呼吸习惯，就可以根除这一问题。

我们对呼吸没有认识到的情况还很多，比如便秘，如果我们要探讨便秘的形成，那么最根本的原因还是要从夜间的呼吸上来找。因为某些我们对呼吸的一些未知未重视的功能，在本书介绍一些呼吸术的时候要讲到，所以这里就不一一列举了。

锻炼要点：

如果是在夜间醒来，感到口鼻异常干燥，那就应该进行十几次到几十次的呼吸控制。开始将注意力集中到鼻尖，缓缓地、细细地呼气，让鼻中的水汽在鼻腔中停留的时间更长一些。这时候如果感到轻微的憋闷，是正常的，如果发觉较重的憋闷感，那就说明你夜间的呼吸很不好，很浅而且很急促，不但身体必要的氧气没有摄取足够，连体内积滞的浊气也没有及时排出。进行深细缓的呼吸时，有憋闷感都是浊气不能及时排出这个原因，在这种情况下，这样的呼吸运动就需要多做几次。

每次醒来，如果鼻腔干燥难忍，这种深缓呼气做个十几次至几十次，都会有效缓解。一般在夜中有过这么一次或两次的调节，鼻腔干燥难忍的症状就可以彻底解决。

04 瀑式呼吸法

瀑式呼吸法就是一种猛吸气并将气向下浇灌下去的呼吸法，积蓄呼吸肌的力量，猛然吸气，让气从头部向下好像瀑布那样猛力地灌下去，这种呼吸法就叫瀑式呼吸法。

从呼吸作用的优劣来讲，瀑式呼吸法是一种最差的呼吸法，它比较粗暴，但对于治疗病痛来说，瀑式呼吸法则是非常有用的一种呼吸法。

瀑式呼吸法有三种非常明显的作用：一是可以检验我们的身体；二是可以排寒排毒，排出浊气；三是可以通便，保证按时排便，治疗便秘。

我们首先可以运用呼吸法来检查自己的身体。向身体猛然灌下去的气，有两个作用：一是可以很明显地检查出我们的肌体是否受寒；二是是否有病毒存在。当我们有感冒症状时，瀑式呼吸法可以令我们明显感觉到身体的不适，而这种不适在平时是感觉不到的。我们可能感到身体乏力，不想动弹，却感觉不到具体到每一个部位每一块肌肉的痛觉、寒觉和紧的感觉。当我们运用瀑式呼吸法明显感觉到身体诸多部位的这种感觉时，我们才会明确地知道，自己的身体受寒了，或者是被病毒潜伏了。

瀑式呼吸法给我们带来明显的冷的感觉，这从一个侧面验证了中医名著《伤寒杂病论》的正确性。《伤寒杂病论》里的观点认为，中国人因为肉食少，所以体质偏弱，更加容易受寒，古代中国人大多数的症状都是由受寒引起的。

排寒的方法，我们祖先总结了很多，药物驱寒是一种，食物驱寒是一种，物理驱寒是一种。

还有一种最有效的方法是呼吸驱寒，而呼吸驱寒的方法中见效最快的就是瀑式呼吸了。

寒是中医学中的一个概念，本质上受寒是一种身体状态。普通人简单地理解为身体里有寒气，气是可以运动的，所以就可以排除。而人体想要让体内的气运动起来，最好的办法就是利用呼吸。我们为什么常说干会活、锻炼一会就不冷了？一是因为我们的肌肉在锻炼过程中产生了热量；另一个非常重要却被忽略掉的原因就是因为在运动中，我们的呼吸变得更长、更深、更有力。这种活动更充分的呼吸接近于瀑式呼吸，它排寒的原理和瀑式呼吸是一样的。

呼吸需要有素的锻炼，并不像我们想象的会喘气就行。有时候我们会听到一种说法：一个人有没有气感，决定了他的呼吸能力。其实，当一个人对呼吸训练有素时，他就会产生气感。气感并不是指一种主观意识的感觉，而是身体的一种客观反应和现象。呼吸令呼吸肌、内脏、皮肤等产生反应，这种反应通过神经系统到达我们的大脑，于是我们就有了对气的运动状态的一种认知，这就是通常说的气感。可以说，气感每个人都有，只要一个人能感觉到呼吸时胸部肌肉和肋部呼吸肌的运动状态，那他就有气感，所以我们不要对所谓的气感感到迷惑，它是一件很平常很简单的事情。

检查自己的气感，可以用瀑式呼吸法，深猛吸气，然后看自己的皮肤。如果起了鸡皮疙瘩，那么可以证明，你的气是可以运转全身的，没有任何障碍。我们知道，当我们身体感觉寒冷时，会起一层鸡皮疙瘩，那么现在我们运用瀑式呼吸法，身体也起了一层鸡皮疙瘩。原因是我们呼吸进身体的空气是低于体温的，这些空气又携带了身体中的寒气，通过我们的汗毛孔排出了体外。所以我们的皮肤（中医学里面将皮肤和肌肉的纹理称为腠理，腠理和卫气在生理、病理上有着密切的关系。卫气有温润、充养腠理，控制腠理开合的作用，若卫气平和，则腠理致密，开合有度，能抗御外邪的侵袭，若卫气不足，则腠理疏松，外邪得以随时侵入。通过对呼吸的控制可以使腠理开合）会因受寒反应而起一层鸡皮疙瘩。

中医名著《伤寒杂病论》曾给出这样一个明确结论：中国人的身体在绝大多数时间都是受寒的。

为什么这样说呢？因为我们的正常体温是37℃左右，而中国所处的亚寒带和温带气候决定了外界气温大多数时间是低于人体正常体温的，所以我们大多数时间都会受寒。

单靠衣服、食物、运动是不足以保证身体不受寒气侵袭的。寒气的存在并不可怕，可怕的是寒气的逐渐郁积，它会逐渐破坏我们脏腑的功能。

呼吸法对于寒气的排除是全方位的，也是见效最快的。瀑式呼吸法虽然不是一种良好的呼吸法，但对排寒是有益的。

瀑式呼吸法在排寒的同时也起到了排毒的作用。人体内的毒也分各种状态，有固态的，有液态的，有气态的，其实就是毒素的分子积聚状态不同。在血液里的，就会以液态形式运行，而那些分散的毒性分子，可以被体内的风吹动，就可以称为气态的病毒。气态的病毒是最可怕的，因为它可以到处运动，将病毒传播到身体的任何一个角落。

我们现在经历过雾霾后都知道，对付雾霾最有效的方法就是大风。如果没有风，雾霾就会一直存在于城市的上空，并且越聚越多，越聚越严重。人体内的毒素就好像雾霾，需要风来吹散，于是，瀑式呼吸法就成为我们排毒的一个必要选择。

人体内的风主要就是我们的呼吸，瀑式呼吸法就是将风的力量加强到最大的呼吸法，属于人体气候的暴风级天气。

有些人以前没有进行过呼吸训练，可能运用瀑式呼吸法的时候，皮肤没有感觉，但这没有关系。《黄帝内经》中讲疾病的侵入次序，是先入腠理（皮肤），然后渐至内脏的，也就是表层和里层的关系。呼吸达不到皮肤没有关系，因为呼吸是从内脏入手的，也就是说，即便你的呼吸不能将寒气和毒气排出体外，但至少可以将它们从内脏中逐渐地排除出来，向肌肉和皮肤靠近，至少你解决了内脏的问题，也就是解决了最关键的问题。

大自然中规模运动的事物有两个，一个是风，一个是河流，人体内规模运动的则是气和血，对于有便秘症状的或排便不按时不快速的人来说，瀑式呼吸法是最有效的排便良药。

人类粪便的形成是一种物质处理过程，这个过程是身体程序设定的固定的过程，所以我们每天清晨早起后排便，这个是不应该人为改变的。

但人类粪便的排放过程则是一种神经功能作用下的肌肉运动过程。身体正常的时候，到了时间，我们的消化系统会自然地促使一系列的肌肉运动来完成排便。但当我们身体不正常时，单靠肌肉的自然程序就不能顺畅排便了，于是我们的意识主动加入，命令我们的肌肉加大力量，将粪便挤压出来。如何定义这种行为呢？这是一种临时抱佛脚的行为。

加大肌肉力量排便，对肌肉造成一定的伤害，尤其是肛门部位，这给痔疮的形成创造了条件，有强烈的不良反应，对我们的肠道也是不好的。

我们都知道，白天我们摄入食物并消化，那为什么要经过整整一夜，到了第二天才排便呢？很显然，当夜间我们的胃部不再工作时，我们的肠还是在悄然工作的，经过一整夜的睡眠，第二天起床我们才有了强烈的排便感。

患便秘的人都知道，便秘很难解决，多数情况下，不管我们喝多少水，吃多少绿色蔬菜，都不能非常有效地改变便秘问题。

因为粪便主要是在夜间睡眠时进入我们的肠道末端的，所以只有向夜间的身体状态去找原因，才有可能真正的解决便秘的问题。

夜间我们的器官大多都会处在休养的状态，将对能量的消耗降至最低。那么，有什么东西能让我们的器官在夜间用最少的力量，却把剩余的工作做得更好呢？除了呼吸，我们还能想到其他的可以控制的东西吗？

睡眠中的喉式呼吸和胸式呼吸可以称之为慢性自杀式呼吸，凭这两种呼吸对肌肉的带动程度，我们的肌肉运动是影响不到胃和肠部的，所以你的胃和肠运动不会充分，胃肠运动不充分，那么粪便的形成便会出问题，到了需要排便的时候，结果粪便迟迟不到位，粪便不到位，自然费尽力气也无法排出。

粪便会变得更干、更硬、更粗，自然与肠道中水分不充足有关。而我们身体中一些部位出现的上火、干燥，往往与精神状态有关，尤其是与睡眠有关。睡眠与精神状态关系密切，睡眠不好影响精神状态，而精神状态又影响睡眠，睡眠的质量和精神状态则与呼吸有关。水分不充足还有一个重要原因，是呼吸不够。我们知道人体其实是个水体，水占据人体的大部分。中医学有所谓风生水起，许多水分需要人体中的风来催动。而这个风中最主要的便是我们的呼吸，如果夜间呼吸量不足，必会在某种程度上减少肠道中的水分，便秘出现的概率就又要大一分。

从逻辑上来讲，在夜间睡起来后一小时内的身体问题，都应该向夜间的睡眠状态找原因，至少会有一半以上的原因，是因为夜间睡眠状态造成的。

所以夜间睡眠中足量的深呼吸，对于便秘患者的少便、干结等问题，会起到根本性的作用。当然，肠道的工作负荷也是有极限的，减少食量、多吃绿色蔬菜、充足饮水，也是必需的辅助条件。

瀑式呼吸法是救急的良药，在排便前一两个小时进行瀑式呼吸锻炼，能有效地促进肠道进行较温和的、持续的运动。粪便自然而然地被挤压到肛门附近，排便的时候自然也就不会费力了。

当然，如果我们平时有着良好的腹式呼吸的习惯，排便也不会成为问题。瀑式呼吸法是救急的一种呼吸法，适合于工作繁忙的人以及没有过呼吸锻炼的人，如果有充裕的时间，我们要养成腹式呼吸甚至鼻尖式呼吸的好习惯。

注意事项：

瀑式呼吸法出现多屁属于正常，这是将体内的废气和毒素排出的表现。一般情况下，运用瀑式呼吸法得当还会出现屎频的现象（这也是呼吸锻炼利于排便，可治疗便秘的一个证明）。这时候可以适量减少饮食，因为在气充足的时候，人体没有太强的饥饿感，并不需要那么多食物，只要食物中蕴含的营养素充足就可以了。

以上的原理，瀑式呼吸法也适合于减肥。

因为瀑式呼吸法对气的运用比较强烈，所以人的耳腔、腹腔容易积气，当气上行入耳的时候，耳部会有壅塞的感觉，如果强烈还会出现耳鸣。这就好比当我们被风吹时间较长的时候，耳部会有壅塞感，运用瀑式呼吸产生壅塞感说明你的呼吸是有效果的，只不过应当减轻呼吸的力度，或者暂停瀑式呼吸法。并注意让气不要上行。当耳部有壅塞感的时候，有一个动作可以缓解，那就是直立垂腰，令头部下沉，向腿靠近，反复做，这个动作可以消解耳部的壅塞感。

如果身体中有寒气，或者睡眠过程中对脸侧神经有过挤压，那么进行瀑式呼吸时还可能引起轻微的牙疼，这时就需要用高度凝聚精神的鼻尖式呼吸来消除这种现象。

有许多人曾问及一个问题，空气本来就是低于体温的，所以瀑式呼吸法吸入空气时出现寒冷的感觉是不是跟身体中有寒气无关？这个问题的答案是肯定，因为在夏季我们运用瀑式呼吸法时更容易起寒疙瘩，所以在夏季很热的空气中和冬季的室内空气中进行瀑式呼吸就会觉察到这一点。这个实证可以证明当身体有寒时，瀑式呼吸所引发的寒疙瘩并不仅仅是因为吸入的空气比较冷。

锻炼要点：

瀑式呼吸法是用力气将气灌进身体的一种方法，所以旨在用力，就像吹气球一样，将外界的气向里吸进去。你可以想象你的身体是一个气球，而你在做一种奇怪的运动：吸气球，或者说是反向的逆吹气球，将身体这个气球灌满。

05 吐纳法

呼吸的方法有很多种，其中呼吸吐纳法是最为重要的一种。呼吸吐纳法有刺激人体副交感神经的作用，能够促进气血在人体的循环运行，从而增强我们的体质。因而得到越来越多的重视。

所谓“呼吸吐纳法”有一部分人认为是指吸气时腹部凸出，憋气，再呼气时腹部凹进的一种呼吸方法。但实际上，所谓吐纳，是用口来进行的，也就是说它是一种用口呼吸的呼吸术。人体的体腔以横膈膜分开肺脏和腹部内脏，横膈膜的最大的伸缩幅度可达 10 厘米左右。当吸气时腹部向外凸出，使横膈膜下降，呼气时腹部向内凹进，使横膈膜上升。如此往复运动，可以增加横膈膜的张力、面积及弹性，也可促进体内氧气与二氧化碳的相互交换，进而提升心脏的工作效率及肺活量。修习者在打坐、吐纳、闭关时，都可以利用呼吸吐纳法使腹压增加来刺激副交感神经，进而达到降低血压、减慢心跳、增加血气饱和度的效果，同时也能够促进心境的平和。通常比较传统的气功练习，都讲究吐纳之道，其目的就是通过正确的呼吸来配合练习，以达到事半功倍的效果。进行呼吸吐纳时，可以有效刺激人体副交感神经，不仅有助于稳定情绪，而且可增加肺活量，按摩内脏器官，使人体气血循环更为顺畅。所以我们在日常生活中，可以经常在闲暇时练习呼吸吐纳法，为自己的健康加油。

吐纳还可以进行口呼鼻吸，这一呼一吸之间蕴含了无穷奥妙。中医认为，鼻子通六腑，主管吸入天地的精气，而口则是通五脏，可以吐出体内的浊气。通过这一呼一吸，不仅可以按摩人体胃、肺、心、肝及大小肠等内脏器官，还可以促进全身淋巴回流，活络腺体，从而使气血循环通畅，气色红润健康。除此之外，呼吸吐纳法对手脚冰冷也有很好的改善效果，还可以起到通畅大、小便，维持良好的新陈代谢的作用。吐纳法中的吐字是核心，吐不出也就纳不进，第一次用口来吐气时，你会发现你的吐气量将会是你的吸气量的三五倍，而且你往往会是口和鼻同时呼气的，鼻部并未完全停止呼气。吐纳法最有利于吐出身中的浊气，所以这是城市居民应该首选的一种呼吸术。当雾霾散尽，空气回复新鲜时，利用吐纳呼吸法，多吐出一些体内浊气、毒气，对于生活于雾霾条件下的我们，是非常重要的。

一般情况下，吐纳一定次数，我们会发现自己的精神特别充沛，脑力非常敏利，五感也灵敏多了。这就是吐出了身体中浊气的缘故。

吐纳呼吸法的好处在于，它很容易就能实现腹式呼吸，只要吐出一口气，那么接下来，深度的腹式呼吸不须用力就可以达到了。因为在我们自然吐气的时候，我们参与运动的肌肉就可以达到肛周肌肉了（坐姿时），当我们进行站立吐气时，我们的小腿部的肌肉也会参与到呼吸中来。

练习吐纳法一定要遵循慢、匀、长、平、细的原则。在练习时，吸气、憋气及呼气的时间一般可分别约为 3 秒、2 秒、5 秒，也可以根据练习程度尽量拉长。这个要以每个人的不同情况而定。练习姿势不论坐、卧、站皆可。练习地点最好选在公园或户外树木较多的地方，这样可以更好地呼吸新鲜空气。至于练习时间，最好选在清晨四五点钟左右（室内），等阳光出现后半个小时后可到室外锻炼，以六到八点钟为佳，千万不要在阳光未照射前进行户外锻炼。因为这个时阶段正是肺部运动最活跃的时候；练习的衣着要尽量宽松一些。

锻炼要点：

人的自主神经系统分为交感神经及副交感神经。当人处于紧张状态时，交感神经会自动分泌肾上腺素，使人体心跳加快、瞳孔放大。而肾上腺素可使得人体一直处于情绪紧绷及高度兴奋状态，因而肾上腺素过多地分泌会导致人体不堪负荷而缩短寿命。副交感神经能控制心跳的速率及瞳孔的放大与缩小。呼吸吐纳法可帮助刺激人体副交感神经，提升记忆力及思维能力，降低血压、稳定情绪。因此，我们要重视这种锻炼方法。重要的事情说三遍，城市居民尤宜这种方法。但有一点须注意，用口吐气时一开始不要用力，要舒缓、平稳，以免引起腹部不适。还有，有些人的身体状况未必适合吐纳呼吸法，如果不适就要停止。总之，一开始要试着来，千万不要急，效果好就进行，有不适就停止。还是那句话，呼吸术各有用途，但最安全的永远是鼻尖式呼吸。

吐纳法中的吐气法对进行呼吸锻炼的新人来说，是最容易上手的，也是最有效的。只要缓缓吐出身中浊气，你的鼻子就会自然而然的吸入相等量的空气。也就是说，只要长长地吐出一口气，你就学会了最基本的呼吸术。

在数量上，可以从一数到十，然后再计数十遍，也可以从一数到百，乃至至千。

06
声引法：用声波与脏腑共振

在日常生活中，不良情绪对人的身体健康极为有害。有位 50 多岁的男士患了抑郁症，后来他经常采取“大吼大叫”的方法发泄情绪，极为有效。他情绪不好的时候就去海滩上吼上几分钟，有时高兴了再唱上几首歌，4 年下来，精神比过去大有改善。

事实上，人在大吼大叫的同时可以吸入大量氧气，增加肺活量，加大胸廓的舒张幅度，调动神经系统的兴奋性，增强胃肠蠕动，促进胃液分泌。大吼大叫还可以加快血流速度，增强心窦传导和心脏收缩的能力，利肾助阳，促进雄激素分泌，对心跳过缓者与隐睾患者都有一定的疗效。大吼大叫最好选择在清晨或夜晚空气清新的地方进行，连续吼叫 10 ~ 20 声，每日一次即可。

但我们祖先发明的发声健康法，则没有这样简单。祖先提出了六字发音诀，给无数人带来了健康福音。六字诀就是在呼吸时发出嘘、呵、呼、呬、吹、嘻六个声音，通常每次呼吸时发一个音。

六字诀呼吸在中国流传了有一千多年，在民间和中医界有着广泛的影响。

六字诀养生术最早出现在南北朝时期梁代陶弘景所著的中医养生专著《养性延命录》中，这本书中的“服气疗病篇”说：“纳气有一，吐气有六。纳气一者，谓吸也；吐气六者，谓嘻、吹、呼、呬、呵、嘘，皆出气也。”这就是养生六字诀的原型。

明朝以后，六字诀还配合上了动作，扩大了这项锻炼方法的操作内容。

它使呼吸、发音、动作协调起来，既加强了疗效，又增加了趣味性。六字诀的操作关键是要把握好发音的口型。

六字诀是嘘（Xu）、呵（He）、呼（Hu）、呬（Si）、吹（Chui）、嘻（Xi）。这6个字的发音都是平声，发音时要拖长音，持续于整个呼气的过程，发音的时候要特别注意韵母，也就是拖长后的尾音不要“跑调”。依据中医理论的五行学说，六字诀分别对应于人体的脏腑，其中“嘘”字对应于肝；“呵”字对应于心；“呼”字对应于脾；“呬”字对应于肺；“吹”字对应于肾；“嘻”字对应于三焦。六字诀与脏腑的对应主要是功能性的对应，并不是说他们会对脏器的结构产生直接影响。按中医的理论，三焦属腑，是上焦、中焦、下焦的统称，分别指人体体腔的不同部位。上焦指胸腔部位,下焦指腹部,上下焦之间的体腔就是中焦。三焦的主要功能是“通调水道”，也就是保持整个体腔气血运行的通畅。进行六字诀发音锻炼时，每个发音会作用于与其相应的脏腑，调整其功能，起到保健、治疗的作用。所以要想用六字诀养生，正确地发出这6个不同的声音就十分重要，如果声音不标准，锻炼的效果就可能打折扣。

中医的五行理论，从发音的部位上来划分，牙音属木，舌音属火，喉音属土，齿音属金，唇音属水。六字诀的6个声音中，嘘为牙音，呵为火音，呼为喉音，呬为齿音，吹为唇音，所以他们分别属木、火、土、金、水；五脏中肝属木，心属火，脾属土，肺属金，肾属水，这样一来，嘘、呵、呼、呬、吹和肝、心、脾、肺、肾就联系和对应起来了。五行学说认为同声相应，同气相求，五行属性相同的事物之间能够互相呼应。所以在你发出这5个声音时，相应的五脏就会同时发生反应，而发出声音的高低强弱变化也会影响到脏腑反应的强度，这些声音就是这样起到引导和调整脏腑功能的作用。六字诀中的嘻音在五行中也属木，在脏腑中胆也属木，并与三焦相通，所以在理论上嘻音可以通三焦。

现代医学对这6个发音与其相应脏腑的关系作过一些实验研究，发现他们确实能够在一定程度上对脏腑产生影响。例如，发“呵”的声音时，心电图显示受试的心脏病患者能够发生一些向康复方向发展的生理变化。

还有一种六字发音是唵、嘛、呢、叭、咪、吽，这是佛教中流传的呼吸术，较之中医的六字诀流传范围更广，效果也是很不错的，可以交换锻炼。

振兴：请问声引吐纳法有什么可操作的步骤吗？

王子居：任何一种呼吸术如果想要步骤的话都会有很多，第一步，深吐一口气，第二步深吸气，第三步稍停1～4秒钟（因人而异，初学者可从停一秒开始），第四步发音吐出。注意事项：吐字开声时，一要缓，二要延长，时间越长越好。

07 腹式呼吸法

一般哺乳动物均采用腹式呼吸，其优点是可以充分发挥人体心、肺细胞的功能，增大肺活量，强健心脏功能，增强消化系统的动力，有利于排除聚积在肠道内的毒素及内应力的释放。而作为高级哺乳动物的人类只有在胎儿和婴儿时期的呼吸方式是以腹式呼吸为主。幼儿从学步起，其呼吸方式就改变为局部胸式呼吸为主了。由于呼吸方式的改变，使机体大部分肺叶细胞长期处于闲置状态，失去了应有的活性，肺活量也因此变小，从而影响机体各部分功能的正常发挥，缩短寿命。

古人发现自然界中有很多长寿命的动物，它们大多是以腹式呼吸为主的。如龟、蛇等，因此它们的平均寿命都相对较长，所以古人据此创造出了龟息法。腹式呼吸对我们的生命有着重要的益处，这是因为腹腔内藏着除心、脑、肺之外的全部脏器。它包括消化系统、造血系统、生殖系统、泌尿系统、内分泌系统及淋巴系统的一部分，并且腹腔内还拥有大量的血管和神经，对于整个身体可谓是至关重要。但人类自直立行走后即开始以胸式呼吸为主，腹式呼吸的能力便开始逐渐退化。这样，我们腹部的自然运动也就随之减弱了，就造成了血流滞缓，由于腹腔血流变窄变缓的关系，还可能会影响到对大脑的供血，导致我们精力下降、头脑不清楚，影响思维能力和判断能力。而运动锻炼，包括专门的腹肌锻炼是起不到腹式呼吸的效果的，因为腹式呼吸是腹肌的自然运行的规律性运动，这种规律性的运动是其他临时性运动所不能代替的。

一般情况下，人吸入的空气只能到达肺部，这是由于横膈膜的微孔阻塞而影响空气的流通。这种胸式呼吸法的最大缺点是不能吸入大量新鲜空气。我们在进行腹式呼吸时，由于腹部肌肉紧张与松弛的交替发生，从而使局部肌肉内毛细血管也随之交替出现收缩与舒张，由此加速了整体血液循环，扩大了体内氧的供给，尤其是加强了氧的利用和循环。此外，腹式呼吸也有利于肌体代谢产物尤其是粪便的排除，对全身组织器官能起到调整和改善的作用；同时，腹肌的收缩和放松对于我们的身体来说也是一种良好的按摩方式，它可以促进胃肠的蠕动，改善消化功能，对消化不良等消化系统疾病的防治有很大作用。

腹式呼吸也称为膈式呼吸，但用膈式呼吸来代替腹式呼吸是不全面的。因为膈式呼吸是医学概念，而腹式呼吸的内涵则要深广得多。

运用膈肌做深缓呼吸的好处很多，它可以改变只有较少的辅助呼吸肌参与的不健康的浅速呼吸方式，从而提高体内的潮气容积，减少我们体内无效的无效腔，使得身体的诸多个内空间中都会充满着氧气。这样还可以增加我们的肺泡通气量，改善我们体内的气体分布状况，并且它还能降低呼吸的功耗，缓解一些人的气促症状。

腹式呼吸虽然有着很多种讲究，但它主要是靠腹肌和膈肌的收缩和回位而进行的一种呼吸，做好腹式呼吸的关键就在于协调好膈肌和腹肌在呼吸运动中的活动。吸气时放松腹肌，膈肌收缩，位置下移，腹壁隆起；呼气时，腹肌收缩，膈肌松弛，回复原位，腹部凹下，增加呼气时的潮气容积。在做腹式呼吸时，我们需要尽可能地减少肋间肌以及辅助呼吸肌的运动，使这一部分呼吸肌保持松弛和休息。当然也可以令它们保持自然的状态，然后通过一定时间的锻炼直到腹式呼吸状态稳定下来。

腹式呼吸的最大特点是能够增加膈肌的活动范围，而膈肌的运动将直接影响肺的通气量。有关研究结果证明：人体膈肌每下降 1 厘米，肺通气量就可增加 250 ~ 300 毫升。坚持腹式呼吸半年，就可使膈肌的活动范围增加 4 厘米，因此，这对于肺功能的改善大有好处，是老年性肺气肿及其他肺通气障碍患者的重要康复手段。也就是说，若空气中的含氧量相等，懂得用丹田呼吸法的人，不费吹灰之力就能获得更多、更新鲜的氧。人体氧气充足，自然就会减少头昏、精神不振或是体力缺乏的问题了，而且更能疏解压力，使心情舒畅。所以，丹田式呼吸法能使人体的自律神经活化，平复不安的情绪。

腹式呼吸法不仅可以更好地吸入充足的氧气，同时也是在对人体内脏进行按摩。腹部在一上一下的运动中，腹腔内的器官，包括大小肠、胰脏、肾、肝甚至生殖器官都被温和地压迫到，就像按摩一样，这样可促进腹腔内器官的血液循环，从而也促使这些器官活化。

腹式呼吸的优点还在于通过呼吸时腹腔压力的改变，可使胸廓容积增大，胸腔负压增高，腹部上下腔静脉压力下降，从而加速血液回流。由于腹腔压力的规律性，腹内脏器活动加强，可以改善消化道的血液循环，进而促进肠蠕动，增强消化道的消化吸收功能，防止便秘，加速体内毒素的排出，减少自体中毒，从而达到延缓衰老的目的。这是因为肠道系统是人体食物代谢产生的废物的主要通道和暂时贮存的地方，所以粪便里的细菌量大得惊人，粪便的滞留，不但会加速细菌的繁殖，而且会增加肠道对毒素的吸收。而腹式呼吸是最有效的通便药，因而对对抗衰老有着重要意义。此外，它对结肠癌及痔疮的预防也卓有成效。

另外，腹式呼吸还包括盆腔运动，人体在作腹部呼吸的同时，配合收肛及舒肛运动以及缩腹上举，这有利于促进盆腔血液循环。由于盆腔中的脏器涉及人体内分泌系统、生殖泌尿系统，因此是一个不可忽视的部分。

腹式呼吸无论在跑、走、坐、卧时皆可进行。没有严格的场地限制，非常方便易行，长时间坚持腹式呼吸对消除腹部脂肪、排除体内废物、改善腹部血液循环、促进腹腔及盆腔脏器的生命活动等都有着极为重要的意义。

坤明：请问怎样才能迅速地掌握腹式呼吸法？

王子居：其实呼吸法都很简单，要掌握是很快的，腹式呼吸法对于初学者来说，最好的办法就是意念集中在腹部，有两个部位，一是肚脐附近，一是脐下三寸处（此法古来流传不宜女性），建议你将注意力集中在肚脐处。第二，初学者可以腹部稍微用力，然后进行呼吸。第三，呼气时腹部是无法用力的，在这里有两种方式，一是腹部肌肉一直紧缩，一是腹部肌肉只在吸气时用力。但实际上，腹部一直紧缩的状态下，腹肌更容易得到锻炼。注意事项：腹部肌肉可以轻微紧张，也可以用力，建议初学者轻微紧张。

08 丹田呼吸法

丹田呼吸法又称腹式呼吸法。这是很多人的解释，但严格来讲，丹田呼吸法与腹式呼吸法是有区别的。腹式呼吸法泛指腹肌参与呼吸运动，而丹田呼吸法则更加严格。丹田，是道家养生术中出现的概念，亦为中医所广泛采用。多指人体脐下三寸处之关元穴、阴交、气海、石门四穴所处的区域，也有说是关元、气海，神阙、命门四穴所处的区域。古人衡量它的方法是在脐下二到三指处，也就是脐下 6 ~ 10 厘米。严格地来讲，丹田呼吸法对注意力的要求比腹式呼吸法要高得多。因为丹田呼吸法要求将注意力完全集中在丹田，这是腹式呼吸法中较为粗略的肌肉运动所不能比的。如果我这么说，丹田呼吸法是腹式呼吸法的升级版、进化版，也许有些读者就会有一个更好地理解。

但在中医学和古老的养生传统中，丹田其实是有三处的。第一处是眉心，也就是在两眉之间的部位；第二处是在心下；第三处是在脐下。三处丹田都是我们身体的关键枢纽，但总的来说，脐下的丹田对健康显得更重要一些。古人认为丹田周围的几处穴位是滋养人体性命的重要的元气生发之地。它恰好位于人体的黄金分割线上，是任脉、督脉、冲脉三脉经气运行的起点。而且我们身体中十二经脉的律动也都是直接或间接通过丹田而输入本经，然后再转入本脏（经脉所属之脏腑）。所以说下丹田是人体内的元气进行升降、开合的重要基地，也是男子藏精，女子养胎的关键部位。中医认为，人体的元气发源于肾，藏于丹田，借三焦之道，才得以周流全身，从而推动五脏六腑的功能活动。所以中医认为，一个人身体的强弱、生衰病亡，全都有赖于丹田元气的盛衰。所以中国历代的养生家都非常重视保养丹田中的元气。丹田的元气充实旺盛了，就可以调动人体的各种潜力，使得体内的正气能在全身循环运行。而丹田呼吸法的要点就在于意守丹田，这样做可以调节我们体内的阴阳两气，沟通心肾的元气交流，使身体的元气充实、畅通地运送到八脉，能很好地恢复我们体内先天的生理功能，促进身体的健康，实现长寿的目的。

下丹田在人体中的地位，可谓是得天独厚。在环绕着下丹田这个体腔的各个分层空间里，左右两侧是输尿管；左右偏上则是肾脏和肾上腺，由此再往上，左上方是胃和脾，右上方是肝和胆；其正下方则是小肠；再往下就是膀胱；膀胱再往下下则是睾丸和附睾；而下丹田体腔的平衡位置则是横结肠，脐往上一点是胰脏，左下方则是降结肠，右下方则是升结肠，十二指肠在此窍穴的右方纵穿而过；再往前的分层空间则是动脉和静脉的交汇处，下丹田的后分层空间是太阳神经丛及性腺神经的部位；最后面的分层空间正对的位置则是腰椎骨，下部则是骨盆。

正由于它所处的特殊的重要生理位置，才使得意守下丹田有助于激发全身各部位、各层次之间的相互的内部联系，能促使全身各部位协同动作，从而大大激发人的生命力。人体下腹部是太阳神经丛及性腺神经的部位，并且我们体内的许多植物神经（自主神经）都集中在太阳神经丛中，意守下丹田必然激发腹部神经的活力，而周边腹至近腰部位的毛细血管也将会随之活跃起来。它们会更高效更快速地吸收神经末梢中的废物，经肝、肾、大肠排出我们体外，实现高效地排毒。

在生理上，人体的下丹田与肾、胰、肝、延髓等均有植物神经联系，性腺还能与脑垂体发生连锁性的条件反射，活跃性腺的功能。下丹田的呼吸活动中的意念还可以反馈到下丘脑的植物神经中枢，从而增进植物神经功能。由于下丹田附近有肾腺、性腺等内分泌体，所以意守下丹田可以强化人体的内分泌系统的功能，特别是性腺会受到良性激惹，使得精液充盈，功能增强，从而增加体内的代谢、免疫能力以及应急应变的能力。

下丹田是任脉、督脉、冲脉经络行始的起点，号称“十二经脉之根”，又称为“元气之门”，并且是“三焦之源”，是体内真气升降开合的关键枢纽。下丹田前通脐（胎儿在母体中赖以吸收的根蒂），后通肾（人之精、命之本处）。所以意守此处，一吸而百脉皆合，一呼而百穴皆开。精气在一呼一吸中往来不住，既能增强体内的元气，又可调动经脉的功能。丹田呼吸一段时间，元气会积蓄于丹田，当元气逐渐充盈之后，就会自然而然地流向全身各个经络，产生通经走气的现象，这时就会气畅血和，流注自如，会令我们的身体状态和精神状态都更上一层楼台。

丹田呼吸法其实也可算是瑜伽术中的一种，所谓的意守丹田，能使我们较为粗糙的神经系统变得更加细腻、平和。我们的心灵也因此变得平静和满足，从而改变我们的心理状态，变得更加愉悦、安宁。

由于丹田呼吸法是腹式呼吸法的升级进化版，对注意力的要求比较高。所以在睡前练习丹田呼吸法，能够平静我们的心绪、安抚燥动的神经，从而达成较深度的睡眠。而在早晨刚刚醒来，还未起身之时即刻练习一下呼吸术，可以帮助你平静振作地开始新的一天。当我们需要平静、需要补充精力、需要休息时，随时可以进行各种呼吸术，丹田呼吸术是一个不错的选择。

进行丹田呼吸时，人体内会产生一种前列腺素的物质，能消除活性氧的毒素，并且扩张血管的功能。当你做丹田呼吸法，活动横膈肌时，气息会从细胞内渗入血管和淋巴管，去消除活性养、促进血液循环。

锻炼要点：

丹田呼吸法是中国古代最流行的养生方法，需要有一定的技巧，有些人不见得适合丹田呼吸法，如果在锻炼后感到腹部有疼感，就应当停止锻炼，不必太过刻意。

丹田呼吸法最关键的是精神力（刚开始时是注意力）在丹田的集中。

集中注意力到丹田要注意不要过度紧张，而是要放松地，舒缓地进行。可以慢慢地找到感觉，一开始不要操之过急，慢慢来，肌肉不要绷得太紧，真正的丹田呼吸法是感觉不到肌肉的紧张的。

初学入门：

对于初学者，可将手指置于脐下丹田处，因为这样呼吸时的注意力比较容易集中。吸气时，体会下腹部慢慢涨起，直到吸气的极限时，再慢慢地呼气，体会下腹部慢慢缩回。如此重复练习，直到熟练掌握这个呼吸方式后，就可以加入意念配合练习。这里所谓的意念配合，是吸升呼降法。亦即，吸气时意念在肾，引之上升；呼气时，意念在心，使之下降。在道家养生师看来，此中不但有心肾相交之意，更兼有小周天之功。由此反复练习腹式呼吸，到了能通大小周天的境界，自然全身气脉游走不息，不论是记忆力还是注意力都会有空前的增进。

在进行丹田呼吸时，我们也可以加入一些良性的意念和观想：呼气的时候，想象体内的浊气完全排出体外；吸气的时候，想象宇宙的能量从头部顶端（百会）进入到大脑、颈部、胸部和腹部，全身都充满了宇宙的能量。这样可使上扬之气下沉，下行之血上扬，这就是古人所说的“心肾相交”“水火既济”。这时，人体百脉通畅，身体各部分都处于一种最佳的平衡状态。

09 屏息法、龟息法

我们都知道“气沉丹田”这个词，无论是武侠小说还是武侠剧中，它都经常出现，而作为一门古老的养生方法，气沉丹田也是很有科学依据的。气沉丹田其实就是我们通常所说的屏息法。

屏息是一种既不吸气也不呼气的呼吸暂时停顿状态。这一状态对人的身心健康有重要影响。尽管呼吸时人的身体运动幅度并不大，但呼吸是一种可以带动身体整个参与运动的活动。事实上人体在进行任何身体活动时，都会对其他身体活动产生影响。因此，如果想要较好地完成精细的身体活动，最好的办法就是暂停一切其他的身体活动，将所有精力集中，从而专心致志地投入到当前的唯一活动，这就是我们在穿针引线的时候需要屏住呼吸的原因。

屏息能够有效提高人们进行精细的、复杂性协调活动的水平。例如，体操运动员在完成复杂动作时，以及射击运动员在瞄准和击发时，都要保持屏息。有关研究实验表明：高水平的射击运动员能够取得优异的成绩，与他们能够掌握好屏息技术有重要关系。射击运动员在屏息瞄准之初的7 ~ 12秒，对枪支的控制逐渐趋于稳定，但仍会存在少许震颤。而枪支的最小震颤时相是在接下来的5 ~ 8秒内，超过了这一时相，枪支的震颤程度又会提高。优秀的射击运动员总能把击发的时间控制在枪支的最小震颤时相内，从而取得最好的成绩。由此可见，屏息对于安定身心，凝神静气的确有重要作用。

同样，进行高强度的脑力劳动，及其他一些需要高度集中注意的工作时，我们也会屏息。所以许多脑力劳动者都会长时间进行屏息，于是逐渐就形成了呼吸变得非常浅表的问题。

而且，工作中的屏息往往是在呼出一口气后进行的，此时虽然刚刚呼出二氧化碳，身体中的浊气被排出，但新的氧气还没进来，所以是属于“吃老本”，消耗的是之前的能量。

所以呼吸调节对于工作时高度集中注意力的人来说尤为重要，而屏息作为一种养生方法，是非常有效的。屏息呼吸术与工作中的屏息是恰恰相反的，它是在吸入空气之后实行屏息。

现在我们再来说气沉丹田，只有我们的气沉入丹田后，丹田内的生理能量才会被激发，但如果时间太短，效果就会打折扣，而如果停留三到五秒后，丹田中的气就会运行到全身多个神经末梢，达到很好的养生效果。

1. 吸气、屏气、呼气的时间比

生活中我们知道，通常在感到疲劳的时候我们都会伸懒腰，打呵欠，之后就会感觉到周身舒适放松，疲劳也得到了一定的缓解。这是因为在做这两个动作的时候，我们已经在无意识地做了深呼吸，让身体得到了全面放松。所以，我们可以将这两个动作科学地规范化，即使在不感到疲惫困倦的时候不妨也做一做，这将给我们的身心带来好处，提高我们的工作效率。具体的做法是：伸懒腰时，伴随着向上伸展的动作开始缓慢地、深深地吸气，然后屏息停顿 3 秒钟，再慢慢地将上升的手臂放下来，并顺势弯腰，在这个过程中同时缓缓呼气。这样反复做几次即可。不论是在闲暇时间或者工作疲劳的时候都可以有意识地多打几个呵欠，将肺部废气呼出去，能很快缓解身体缺氧的状态。

医学研究者把微缩摄影探头放入人的体内，观察哪种呼吸最有利于促进人体淋巴和血液循环。实验结果发现，最能活化身体的是这样的呼吸方法：用一拍的时间深吸气，屏息停留四拍，然后再用两拍的时间呼出气体。

也就是说，如果你花4秒钟吸气，那么就屏住呼吸16秒，然后再花8秒钟的时间把气体呼出来。这是最有益健康的呼吸比例。或许有人会问，为什么呼气的时间要比吸气的时间长呢？这是因为在呼气的时候，人体的淋巴系统正在排毒，呼气的时间越长，就越能把毒素清除干净。而吸气结束后屏息四拍时间的原因是为了让氧气充分接触血液和淋巴，使血液和淋巴完全活化。

初学者，尤其是那些习惯于浅表呼吸的人最开始练习时可能吸气和屏气的时间都坚持不了太久，觉得很费力，那就不要太勉强。从三四秒开始，慢慢增加，如果经常练习，你就会慢慢形成习惯，深呼吸就成了自然而然的事情，正确、深沉的横膈肌呼吸将成为你的本能。只要持之以恒，不出10天，你的精神面貌就会大为改观，你会感觉到自己就像换了一个人似的，全身上下都充满力量。

需要注意的是，在做呼吸运动时，一定要用鼻子呼吸，并且要尽量选择可以吸到新鲜空气的地方进行练习，如果有条件最好去树木较多的公园。也可以在自家阳台和窗口通风处练习。一般在早上或晚上锻炼效果会更好，每天坚持30分钟以上，如果有的人限于时间有限，无法一次完成，也可以在一天中各时段分散做完。

2. 停闭呼吸

停闭呼吸是指在呼吸过程中包含屏息的呼吸方式。屏息即为呼气或吸气之后的短暂停顿，因此，停闭呼吸也就是包含呼吸停顿的呼吸方式。停闭呼吸对一般的自然呼吸的变革，是借助于屏息有意识地调整呼气与吸气之间以及两次呼吸之间的联系。所以停闭呼吸的主要操作内容既不是转移呼吸支点，也不附加于其他内容，而是调整呼吸的节奏。

停闭呼吸的主要操作内容是调整呼吸节奏，因为呼吸节奏变化的操作余地很大，所以其具体的调节方法也多种多样，故停闭呼吸有多种。这里我们介绍几种常用的停闭呼吸。各种停闭呼吸节奏变化的生理、心理机制大体是一致的，不同之处只是节奏类型与相对应的功能效应，吸—停—呼、吸—呼—停、吸—停—吸—呼是常用的 3 种不同的呼吸停闭节奏。

3. 区别屏息与憋气

屏息并非憋气。憋气是指在吸气之后立即紧闭声门，然后作出用力呼气但并不呼出来的感觉。屏息和憋气各有不同的生理效应，屏息能够使人集中注意力，从而完成精细的操作性活动，比如日常人们在穿针引线的时候大都处于屏息状态。而憋气则能够增强肌肉的爆发力，比如前面提到过的举重发力刹那间的呼吸。故二者差别很大，不可混为一谈。

需要注意的是憋气不适宜作为普通人日常呼吸锻炼的内容，因为憋气会造成人体胸腔压力增高，这对于有心脑血管疾病的患者来说有一定危险性。所以憋气练习只适用于需要运用爆发力的运动员，如举重、投掷、跳跃等运动项目的运动员。

锻炼要点：

要自然，不要勉强，屏息以不觉得身体不适为宜，屏息时要将注意力放到对自己身体的感觉上，而不能注意力不集中，屏息时注意力对身体的感觉越细致，越容易平复自律神经，治疗多种因自律神经功能紊乱而引起的病痛。

同样，屏息也是集中我们的精神，平复烦躁情绪、混乱思想的有效方法，要争取做到在第一个屏息时，就将精神凝聚起来，从而更好的调伏我们的念头，专注到屏息呼吸法上来。

不要拘泥于上文中提到的时间，本书中所有提到的数据都仅供参考，屏息时间以自己感觉合适为准，因为每个人的自身身体状况都是不一样的，不应都按一个标准来。

10
延长呼吸法

延长呼吸法可以从长呼开始，也可以从长吸开始。

身体自然放松，取坐或站姿，脊柱和头部保持与地面垂直，将双臂自然摆放。首先缓慢呼气，同时收缩腹部肌肉，感受用肌肉力量把空气挤出腹腔，直到当腹腔完全凹进。接着缓慢地收缩肋骨，将剩余空气从胸腔慢慢挤出，直到气体呼尽。在腹腔和胸腔完全凹陷的同时停止呼吸，屏息2～3秒，然后深深吸气。与呼气正好相反，吸气时先放松肋骨，慢慢地让气体充满胸腔，用力吸气使胸膛扩张到最大程度后继续轻轻吸气，同时缓慢放松腹部，让腹部渐渐鼓起。这时就算完成了整个呼吸的过程。

刚开始练习时，呼和吸宜各保持5秒钟左右，而屏息只要坚持2秒钟，练习一个月左右后，可逐渐延长呼气、吸气和屏息的时间。练习时要时刻观察体会身体的变化，如果很快就觉得难以呼吸，说明练习时运用的时间比对自己不合适，那么就要重新调整呼气、吸气和屏息的时间。

如果练习方法正确，练习者的身体尤其是头顶会微微出汗，这说明你的身体正在完善循环，毒素正随着呼出的气息慢慢被排出体外，你的身体正在得到净化。

锻炼要点：

实现延长呼吸法有两种路径或办法，一是运用呼吸肌的运行规律，用力长呼或长吸，从而达到延长呼吸的功效。

第二种办法更好一些，那就是运用意识来控制，使得呼吸悠长、缓慢。

这种方法要求更高一些，意识对肌肉的控制需要更精密更灵活，呼吸肌需要舒缓地用力，舒缓地扩张，从而使得呼吸更悠长。

长呼法：

在当代的现实空气质量条件下，长呼法不失为我们补救呼吸问题的一个好方法。通过长呼，可以更有效的吐出已被吸入的一些病毒和污染物，从而更好地保护体内环境。

吐纳法中的吐气法，其实也是延长呼吸法的一种，对于我们较恶劣空气质量下的体内排毒也是很有效果的。

11 胎儿卧呼吸法

胎儿卧呼吸法是人类目前发现的唯一的先天呼吸术。在这里我对这种呼吸术冠以先天两个字，是因为这并不是一种呼吸法，而是一种身法，但这种身法却能取得全部呼吸术的效果。人的先天呼吸不是用鼻子的，而是母胎中的脐带，也就是说，先天呼吸是一种不需要自己去调节的呼吸。而胎儿卧呼吸法采用了胎儿的蜷曲卧姿，在夜间，可以完全地、稳定地、长效地吸收天地中的元气。采用胎儿卧呼吸法，你不需要任何注意力，什么腹式呼吸、丹田呼吸都可以抛诸脑后。它将会自然而然地全天候的达到腹式呼吸和丹田呼吸都不能达到的良好效果。

胎儿卧是右肋卧的收缩式，右肋卧是胎儿卧的舒展式。关于胎儿卧的好处显而易见，胎儿卧是大自然创造的天然卧姿，是胎儿手足尚未伸展之前最原始的姿态。当身体感到极度疲倦、心悸、气短、易做噩梦、心绪受到伤害、气血虚弱时都可选取胎儿卧法来达到缓解疲劳、释放压力与烦恼的目的。尤其在痛哭过后，许多人会不自觉地采取这种卧法。

要说明的是胎儿卧在所有的卧法中，属于一种自我保护的卧法，就好像回归母胎一样。在这种卧法下心里有一种安全感，因为全身蜷缩，所以心的潜意识中会以为可被打击伤害的面积变得最小，因此有安全感。生理上来说，由于全身蜷作一团，变得很小，在心理上会觉得，气息运行的路径也变小了。而实际是在这种情况下，人的气息最容易变得通畅，所以这种卧法对以上几种不良状况有很好的对治效果。采取胎儿卧的人很少，但这并不说明这种卧法不好，它是右肋卧以外最好的卧法，在恢复元气、安慰心灵这两方面，右肋卧也不具备它的效果。

如果有人有以下的问题，也可以采取胎儿卧：

1. 大便时间太长。大便时间长，有各种原因。正常的情况应该是在一分钟内就解决，时间长也不应长过两分钟，过长时间的大便，是产生痔疮的重要原因之一。而大便时间长，有一个原因是气息不畅，人的肠道好比九曲黄河，要将粪便一次性运送到目的地单凭肌肉的短时间用力不太可能。胎儿卧令气息悠长，气息整夜都在肠道（当然只是全身的一部分），进行运动。它当然也能将粪便往下推送，何况气力二字，气在前面，前后不必计较。如果缺少了一环，单只一个气，或单止一个力，都是不能很好解决问题的。许多人每天一度的大便就好像做一次苦工一样，原因也就在于气息不能时时地从上而下的不停运动。胎儿卧能使气息在夜间顺利地运行全身。当然，心太乱了也不成。

2. 睡眠时有张口习惯，气息涣散，真气丧失，尤其是仰卧成为习惯的人。

3. 性欲过度，导致腰肾虚弱之后。

4. 长时期身体羸弱，有多种病患，免疫力低的情况下，宜采取胎儿卧。

胎儿卧对于忙碌的现代人来说，是一剂心灵回归、自我保护、疗治疲倦的有效良方。正确的姿势是人类有效保护自己的先天本能，人类不能因为对物质文明投入过多注意力而丧失这种可贵能力。

在呼吸锻炼中，人们最推崇的是七支坐法。这种坐姿被认为是最容易让呼吸进入最佳状态的一种坐姿。因为这种坐姿使得人的足部与整个身体相盘绕，距离变近，从而在气血上更加容易循环呼应。而在睡姿中，人们强调右肋卧。但就养生而言，胎儿卧也是右肋卧的一种，并且养生的效果更强些。即使那些呼吸有问题，呼吸极为浅表，呼吸肌疲弱无力不能进行腹式呼吸等深长呼吸的人，也可以凭借胎儿卧呼吸法得到良好的呼吸效果。

胎儿卧呼吸法是所有的呼吸术中唯一能够在夜间保持稳定呼吸状态的呼吸法。而且它是一种自然而然的呼吸术，不需要我们采取任何措施，称得上是一种很神奇的呼吸术，它只要保持姿势就可以了。如果我们想要更好的控制呼吸，我们会发现，胎儿卧呼吸法可以令我们对呼吸的操控变得更容易，我们的呼吸会变得更有力。

所有夜间呼吸状况不够好的人，都可以采取胎儿卧呼吸法。

锻炼方法：

不需要任何技巧，你只需要在睡前摆好姿势，并且在睡眠中醒来时如果发现姿势变化，再调节好就行了。

需要注意的就是身体需要尽量大幅度地蜷曲，幅度越大效果也就越好。头膝距离要近些，足臀距离要近些，可以贴在一起。我们的足部在蜷曲时刚好可以达到我们的会阴部位。这是一个非常神奇的距离。我们身体内元气的一个周天运行，在胎儿卧的先天呼吸术中，达到了最节约的程度，运行的距离极大地减少了。手可以摩膝，也可以摩足。

只要做到这几点，睡眠中最完美的呼吸术你就做到了。当然，如果你能在睡眠中还有足够注意力去保持鼻尖式呼吸的话，那就算是锦上添花了。

小荷仙子：您那一天批评了我的婴儿呼吸法，认为这不是真正的婴儿呼吸法，可我学习的是瑜伽里的传统，难道会有什么不对吗?

王子居：也没有什么不对，只是你的这个呼吸法没有完全模仿婴儿的呼吸而已。你采用的那套仅仅是几个瑜伽的动作，跟婴儿呼吸法根本就扯不到一起。现在流行的瑜伽很多都是一些健身室自己生发出的一些健身动作而已。他们并没有足够的学养，并不知道婴儿呼吸法、胎息的真正意义，只是随便起一个好听的名字。就像你吃饭时碰上一道菜，叫蚂蚁上树，可跟蚂蚁一点关系也没有。还有一道菜叫幸福一万年，却跟幸福一点关系也没有。这样乱起名字，从而将真正的呼吸术给掩盖了。这也是现代普遍存在的一个问题，一些专有的概念被无限制地滥用，鱼目混珠，普通人无法辨别。婴儿呼吸术主要是表现在身体形态上的，你的呼吸法里面没有体现出婴儿的形态，只能算是乱起名字。

12 结合冥想呼吸法

冥想也是瑜伽修习的重要环节之一。正确的呼吸法与冥想结合，不仅能够开发人体巨大的潜在力量，还能平复心境，甚至可以自动修复受损的身体。

冥想重在自由，并不像很多人想象的那样，必须要盘坐于莲花台上。其实，不管采取坐卧站立哪种姿势，只要能让身心觉得自在放松、无拘无束，都适合进行冥想。

冥想配合呼吸，其根本在于调节出愉悦的心情，从而增强专注力，使得神经处于一种最放松最舒适的状态之中。并且思想、神经活动与自己身体紧密结合，达到极佳的养生效果。

那么，冥想应该想些什么呢？

首先，要学会关闭“五官”，让声、色、味、嗅等来自外界的干扰尽可能地减少。然后自己慢慢调整冥想的速度和呼吸的频率。初学者在刚开始练习冥想时，可以想象让自己跳出来做自己身体的“见证人”，用心去感受体会身心各个部位所发生的细微变化。在想象中“扫描”周身各个部位的运行状况，从头顶、前额开始，慢慢经过脸部、颈部、咽喉和双手，一路延伸至腹部、臀部、双腿与双脚。此时用心体会自己的呼吸过程，感受气是如何被吸进来，又被呼出去，如何在身体之间流动的，只要进行15分钟就可以了。千万不要小看这短短的15分钟，若能持之以恒，你就会真正体会到“全神贯注”，注意力可以在你任何想集中的时候，迅速集中，并不受外界的干扰。长期冥想练习，能让你在任何不适应的环境中安之若素，身体的活力也会随之逐渐被开发出来。

还有一种冥想强调运用想象力：尽量想象开阔高远的情境。如想象一下蓝色广袤的大海，或者一望无际的草原，还有万里无云的晴空等。如果缺乏经验，练习者可以借助于有海浪声的音乐，或是有草原和大海景象的图像来帮助自己产生联想。进行呼吸冥想这样的练习久了之后，就会自然而然地养成冥想的习惯，慢慢地只需要简单的自我提示，练习者就可以进入冥想状态了。睡觉前练习冥想效果最好，练习者应尽量睡在松软舒适的床上，做几个简单的深呼吸，然后闭上眼睛，平缓地呼吸，想象绿色、蓝色这些悦目的颜色或者想象广阔的草原和大海，这样还有助于睡眠。

不过不要忘记，在享受冥想过程中，要时刻注意仔细感觉自己身体的变化，那是因为冥想带来的美妙变化。

对于想象力缺乏的人来说，冥想就需要更多努力，但前面所提到的通过感受身体变化来达成的冥想，会较易入门一些。

在所有的冥想呼吸术中，最著名的呼吸术是“观鼻端白”。冬天的时候我们都有一个经验，鼻子呼出的气体很快就会凝结，变成白色的雾气，观鼻端白的冥想呼吸术由此而来。

我们想象我们呼出的空气中，含有着一颗一颗极为细小的水珠，很湿润，而我们吸进的空气中，也蕴含着这样的水珠和负离子，如此不断地想象。

也有的呼吸术传统中，会将鼻端白视为一点白色的光明。这是因为当我们运用自己的两眼去观察自己的鼻子时，也就是儒家所谓的眼观鼻、鼻观心时，我们其实是看不到自己的鼻子的，只能看到隐隐的轮廓，有一点光亮。所以我们在冥想呼吸时就可以想象在我们的鼻端，有一点点的白光，这样子慢慢地观想，就会将注意力全部集中起来。

冥想鼻端有一个白色光点，也算是鼻尖式呼吸的另一种比较有效的锻炼方法。可以适合一些喜欢想象的人。这种冥想呼吸术将眼睛也拉进来参与呼吸术的过程，可以更好地集中注意力，对那些注意力较易分散的人来说，不失为一个很好的办法。

小荷仙子：我教授瑜伽十几年，但一直重动作而轻冥想，和您交流后，您所说的自然屏息其实是最好的静心之道。我刚开始没有深刻的体会。后来您教我鼻尖式呼吸，让我改变我一直运用的腹式呼吸。我抱着试试看的心理，结果，一周后我发现，我很容易就能进入心意静止的美妙境界，这是我练习瑜伽几十年都未曾达到的效果。

您那天谈得非常匆忙，我只记得您说的进行鼻尖式呼吸的要点，进入鼻尖式呼吸一段时间后，自然会进入屏息状态。

您还有其他的要点没有？我想教我的学生们练习鼻尖式呼吸。因为，我有些朋友在练瑜伽时喜欢用屏息这一方法，但他们都是运用意识去主动屏息的。没有人做到您所讲的这种自然屏息，我想，您有没有能让初学者迅速实现这一效果的方法呢？最近您好像都没有上线，希望尽快得到您的回答。

王子居：仙子，其实没有什么更快速的方法。一个人能否快速实现鼻尖式呼吸，并能通过呼吸达到心灵的宁静状态，那要看他一直以来的呼吸方式。如果是一个呼吸方式不正确的人，那他首先要做的是纠正呼吸方式。

另外，如果一个人呼吸方式优良，他想做到标准的鼻尖式呼吸，还要看他心灵的力量，也就是他大脑的注意力，及呼吸肌中神经的灵敏度。你已经进行呼吸锻炼那么多年，所以你很快就能达到自然屏息。至于你的学生，不同的情况应当有不同的方案，我这么短的时间无法回答你。希望我能将这些技巧整理一下，提供多个方案供不同的人选择。

13 满息、各种呼吸术

满息就是呼吸的气息运行到全身每一个角落，使得我们的每一个神经末梢都能产生气感的一种呼吸状态。

满息也就相当于呼吸的一个完整的周天，但可能比中医和中国古老养生学中所说的完整的周天还要更圆满一些，因为满息不仅是使得我们体内的十二条经脉全部圆满地参与了呼吸，它甚至令每一个毛孔都参与了呼吸。

从中医学中我们知道，我们的身体是靠气血来运行元气和能量精微来滋养身体的，也就是说是需要气和血的运行输送。正常情况下，我们的呼吸是需要通过肺和心的血氧交换来达成这一目标的，但满息不同，如果能实现满息，我们仅仅通过呼吸就直接可以做到滋养全身。

满息对于身体健康的重要性是不言而喻的。西医学告诉我们，血氧达不到的地方，病灶就会滋生，低氧环境下癌细胞更易滋生。而中医学中也告诉我们，气血不调，百病都有可能滋生。身体的血液的运行，在某种程度上来说，我们是很难去调节的，即便调节了也不会很有效。而满息则解决了这一个问题，可以说，它对于我们的健康极为重要。

许多流传呼吸术，都说能够将所谓的“元气”“精气”“真气”“清气”“生气”运行到全身各个角落，滋养各个神经末梢，但实际上是做不到的。

无论是腹式呼吸、丹田呼吸，吐纳法还是屏息法、延长法，都不能达到呼吸的气感遍及全身的效果。因为这所有的呼吸法中，参与呼吸的肌肉都是有限的。只要我们的身体中有一块肌肉没有参与呼吸，呼吸所产生的气就无法运行到达这块肌肉所在的空间内。

各种呼吸法中，距离满息由远到近分别是喉式呼吸、肩式呼吸、胸式呼吸、胸背呼吸、腹式呼吸、丹田呼吸、吐纳法、龟息法、延长呼吸法、声引法、瀑式呼吸法。

以上的呼吸术中，除了声引法和瀑式呼吸法外，其他的都属于利用呼吸肌或利用呼吸肌与辅助呼吸肌共同进行的呼吸术，都属于腔式呼吸。声引法也属于腔式呼吸，但它是一种独特的利用音频和音准来进行的呼吸术。

喉式、肩式、胸式、胸背联合式、腹式呼吸是一类，都是呼吸肌参与的腔式呼吸，属于最基本的呼吸法，是自律性的腔式呼吸法。但腹式呼吸则是呼吸肌之外的更多肌肉一起参与了呼吸，这是因为所有的肌肉都可以参与呼吸，腹式呼吸已经算是一种超出常规的自律性呼吸的一种呼吸，丹田呼吸法是腹式呼吸法的升级版，已经算是意守呼吸的层次了。而吐纳法算是腹式呼吸法的一个变种，它主要利用的是肠胃空间运动产生的气流来加强呼吸量的一种方法。声引法则算是腹式呼吸法的一个变异程度更大的呼吸术，它主要利用声音的频率来实现独特的呼吸效果。延长呼吸法其实不算是一种呼吸术，它应算是一种辅助方法，可以运用在任何一种有意念参与的呼吸术当中。瑜伽养生传统中的冥想呼吸法其实也是一种意念呼吸法，但它可以与任何一种呼吸术结合起来，所以它实际上也是一种辅助性的呼吸术。冥想呼吸有其独到的医疗效果，但也一样难以实现满息。

瀑式呼吸法则是一种通过较强大的力量来强行突破呼吸系统的空隙，将腔式呼吸与皮肤呼吸结合起来的呼吸术。它通过强行灌注来使呼吸更多地进入脏腑和皮肤。就养生效果来说，它可以与腹式呼吸结合，从而将气灌注到更多的地方，比如头部，但它依然无法实现满息。

由于这些呼吸法功用不同，所以有些是可以组合使用的。当然新学的人不要贪多，只有对呼吸术掌握得比较好之后，才能很好地进行组合。

如果从整体和局部的角度来对呼吸术做一个分类，那么所有的腔式呼吸法和已有的呼吸肌呼吸法都不能实现满息，都只能算是局部呼吸法。能实现满息的，只有前面提到的胎儿卧这种看起来最不起眼，最容易被忽略的甚至不能称为是一种呼吸术而只是一种睡眠姿势的呼吸方法。当然如果我们将胎儿卧与其他呼吸术结合起来，我们就会得到更好的效果。

在夜间，胎儿卧呼吸法是唯一有效果的呼吸方法，其他任何呼吸术在夜间都有可能随着你意识的迷失而失效。唯有胎儿卧不同，它不但可以保证你良好的呼吸质量和睡眠质量，它还是能实现满息的一种呼吸方法。

那么在白天呢？其实还有一种呼吸方法是可以实现满息的，那就是鼻尖式呼吸。

梦里花落：您所说的生气、元气、精气、真气、清气等气，应该怎么来得到呢？我运行丹田呼吸法是不是更容易让精气充沛呢？

王子居：其实这中医学中的五气，其有重合的部分，不过也各有侧重，如精气指的是水谷之气，而元气则更多指向先天的功能之气，生气则是各种气结合所构成的生机，如果强调精气的话可以气沉丹田，运行丹田呼吸法，但这种呼吸法要注意的是性生活，性生活后不可运用，而且如果运用丹田呼吸法造成精力过剩的情况并不是好现象，其实五气统摄，最好的呼吸法是鼻尖式呼吸法，因为鼻尖式呼听法是五气统摄的，也是最均衡的。

14 鼻尖式呼吸

中国古代的种种养生传统中，关于呼吸术的学问可谓是灿烂无比，但却不是最强的，也许可以说，是走上了歧途。因为呼吸是由鼻子进行的，所以鼻子才是关键所在，在丹田上下功夫固然有着独到的效果，但依然是没有抓住问题的根本。

既然呼吸主要是由鼻子进行的，那呼吸的学问当然得从鼻子入手来做。就这一点而言，古代印度的养生学要比我们做得更好。

他们清楚地意识到了最重要的一点，就是鼻尖。

在身体的所有肌肉中，只有鼻尖的肌肉能够带动并依次调节其他所有的肌肉，这种调节不是通过神经来实现的，而是通过气的鼓动来实现的。

我们命令一块肌肉运动是通过大脑发出指令，然后传达给肌肉中的神经元，从而令肌肉动起来。但鼻尖式呼吸则可以自然地运用气令每一块肌肉都充满气感，从而实现一种非常独特的调节。我们做过的单鼻式呼吸实验就证实了这一点。

对于大多数不曾有过呼吸锻炼的人，他们在采用单鼻呼吸时都体现了一个共同特点。那就是，他使用哪个鼻孔呼吸，他哪一侧的呼吸肌起伏就明显大出许多。我们通过实验发现，当那些长时间进行呼吸锻炼的人，在无意识的状态下按住左面鼻孔时，他的呼吸肌运动规律也是一样的，他左面的呼吸肌异常活跃，而右面的呼吸肌则是被动的、轻微的运动。而这种运动有着肌肉扯动的原因，也就是说，右面呼吸肌的运动可能是被左面的呼吸肌扯动才动起来的。呼吸越细微，这种运动幅度的差距也就越大。这很好地证明了，其他的呼吸肌之所以会动起来，是因为它们接收了来自鼻子的呼吸肌已经运动的信息。自律神经的传导是从鼻子开始的，也是受鼻子影响的。也就是说，我们整个呼吸系统的自律运行，是从鼻子，也就是鼻尖开始的，并且被鼻子的运动状态所决定。无论你采用腹式呼吸还是丹田呼吸，你的呼吸效果一样还是取决于鼻子的运动状态。只不过是你在学习腹式呼吸还有丹田呼吸时，已经改善了你鼻子的呼吸方式。

以上说明鼻子统领着呼吸系统的自律运行，也统领着医学意义上的所有呼吸肌。而对于非自律运行的呼吸术来说，鼻子依然统领着全身的肌肉参与辅助呼吸（按照西医解剖学的观点，鼻到上鼻腔就合成一个空腔，到气管就只有一根了，生理上不应存在左右的不同，但按印度古老瑜伽术及藏地呼吸术来讲，都存在左右的区别，这是数千年来流传下来的客观经验。由于鼻尖式呼吸是意识控制的自主性呼吸，所以它与全身肌肉的联动，我们可能应该从神经系统的分布及其对肌肉的控制，以及意识到神经系统的操控这些方面来研究。鼻尖式呼吸所具有的这种现象，也可能与中医学中的经络有关，至于意识如何影响神经系统的运作，鼻尖的神经与其他各肌肉组织的神经系统间的运作之关系，及其与经络间的关系，会是一个比较复杂的命题。而鼻尖式呼吸带动的主要是肌肉，它应该不会因气管只有一根而没有左右的区别。因为我们的意识是可以任意令一块肌肉主动运起来的）。

对于一个呼吸操控能力强的人来说，他可以将注意力集中在腹部，进行深腹式呼吸；也可以将注意力集中在胸部，进行胸式呼吸；他甚至可以将注意力集中在左肋，这样，他的左部气息异常鼓胀，右面则较平和。

我们将注意力集中于身体中的每一块呼吸肌。我们发现，除了鼻子之外，其他呼吸肌都会将气感引到自己附近。你注意力集中在哪里，你哪里气的鼓胀感就异常强烈。

而只有当我们将注意力集中于鼻子时，我们的气息才会平缓地、均衡地向下依次运行。也就是说，在所有的意念呼吸中，只有鼻尖式呼吸才是最自然的呼吸。这是唯一一种先意念后自然地运用呼吸，从而依次刺激呼吸肌神经的意念呼吸法。也就是说，其他的意念呼吸法都是用意念控制呼吸，而鼻尖式呼吸则是用呼吸调理神经和意念。

另外我们发现，单就鼻子这一个器官而言，呼吸肌动作的起始点越往后，呼吸越短，呼吸肌动作的起始点越往前，呼吸越深。也就是说，在将注意力集中于鼻尖时，你的呼吸是最深的。

古代东方的养生家在几千年积累的经验中，已经得出确论，鼻尖是最好的呼吸肌，也是最关键的呼吸肌。在古印度，鼻尖一般称为鼻头，也称为鼻端，就是鼻子的端点的意思。中国古代则称为鼻准，意即是标准、目的的意思，即呼吸的注意力当以此为准，不得偏离。

鼻尖，是我们呼吸运动中核心的核心，关键的关键，是极为重要的，也是唯一最佳的呼吸锻炼方法，是其他任何一种呼吸术都不能替代的。

无论是腹式呼吸还是脐式呼吸，都是局部的呼吸术，只能起到局部的气充满的效果。而鼻尖式呼吸则是整体的、完全的呼吸术，它将气完美地、全面地运行到身体各个部位，令我们的身体得到更全面的氧，也得到更全面的生气和活力，并且能在气呼出时将体内的浊气全面的排除出去。因为体内的某些部位，如果新鲜的气不到的话，这些部位里的浊气就会永久性地郁积，无法排出体内，从而滋生各种疾病。而想要实现全身的气进行一个圆满周天的运行，鼻尖式呼吸是最安全、最有效的办法。

但是，呼吸术并不是气功，有些进行腹式呼吸的人将气功里的一些锻炼方法也一起采用，结果造成腹部隐隐作痛。这并不是呼吸术的问题。呼吸术追求的是平稳、安全，以求得身体的健康和五官的敏利、头脑的聪明，而不是追求力量、特异功能等。

我们都知道，当年在印度，佛陀因为弟子们食素、乞食，导致很多人营养不良，体力不济。于是传授了许多强身健体的方法。所以，汉传佛教的许多简单的修炼方法就是最好的养生方法，鼻尖式呼吸也是这样。佛陀当年教了一生的调息术，主要的就是强调鼻尖式呼吸。没见佛陀主张丹田呼吸、腹式呼吸或胸腹联合式呼吸。当年许多人采用的就是鼻尖式呼吸，这就是最适合大多数普通人的呼吸方法。

小荷尖尖：请问怎样才能更快地掌握好鼻尖式呼吸法？

王子居：鼻尖式呼吸其实是最简单的呼吸法，它不需要像腹式呼吸那样用力，它只有一个要点就是系意鼻头，也就是将注意力集中在鼻子的尖上，当然，虽然只有一个要点，要做到却不容易，因为我们的鼻子是分两端的，要找到这个鼻尖不容易，需要慢慢来，先从鼻头开始，逐渐缩小范围，从而找到鼻尖。而鼻头，还有一个寻找的方法，就是用眼睛观察鼻端，因为我们的眼睛在凝视一个事物的时候，在我们的视觉里这个事物的周边往往会出现白色的圈，所以用眼睛观察鼻头的方法也叫观鼻端白。从让自己的意识感知鼻头开始，逐渐感知鼻尖，这是鼻尖式呼吸的方法。

小荷尖尖：可以给我们一个步骤吗？

王子居：一，寻找鼻尖的所在，要从鼻子肌肉的左和右两边向里找。二，凝神静虑，将精神意念始终系在鼻尖上，从而开始鼻尖式呼吸。三，如果是要计数的话，鼻尖式呼吸最好是计数吸气。四，刚开始学时集中精力在鼻尖。五，然后要慢慢地控制自己逐渐去除非鼻尖的呼吸方式，主要是鼻两端的肌肉，要让它们平静下来。

15 忽视皮肤呼吸的危害远比想象得要大

许多人都喜欢穿着睡衣睡眠，但事实上，只穿内裤近似裸睡的睡眠，才是对健康最为有益的。一部分人都认为裸睡会让人更舒服，这是因为裸睡时，皮肤能够更好地接触流通的空气的缘故。

在对呼吸的认识上，我们都存在一个误区。那就是谈及呼吸就必提腹式呼吸，而忽略了皮肤的呼吸。事实上皮肤的呼吸对身体来说是非常重要的。医生们都知道，许多人都运用可怜的喉式或肩式呼吸，在这种呼吸方法下，我们的气只能在靠近肩部的地方充满。即便是运用较好的腹式呼吸，也不能将气轻松地送到身体的每一个角落，而身体的每一个角落都必须有氧气的存在。气往往达不到我们的四肢，尤其是足部，如果四肢气机不足，细胞得不到充足的氧量合成能量，就将弱化，四肢将最先衰老。所谓的人老腿先衰，就是这个道理，腿部是气机最难到达的部位。

要想让腿部供氧充足，除了进行鼻尖式呼吸这一个方法之外，充分利用皮肤呼吸，也是必不可少的。

我们的皮肤通过呼吸在皮肤组织内燃烧糖，将其分解成二氧化碳和水。与此同时，皮肤还通过汗孔与外界空气进行交换。人体通过皮肤呼吸，散发热量，排泄有害物质（皮肤毒素），蒸发水分，进行很重要的活动。虽然皮肤呼吸量不是很大，仅是肺呼吸量的1%，但是皮肤呼吸的作用无可替代，只要皮肤呼吸停止40分钟就会导致死亡。当人体皮肤的一半以上面积烧伤时，就会有生命危险。这是因为皮肤呼吸作用和体温调节作用陷入了瘫痪状态。

人的下身距离心脏较远，而重要器官都集中在上半身。可以说，无论是肠胃还是心脏，提供养分都是着重于上半身的。那么，下半身如何获取足够的养分呢？

另外，人体内的水分和油成分也要通过皮肤表层的汗腺和表皮皮质腺才能不断地排出体外，皮肤式呼吸能把人体内不必要的排泄物一点点地排出。皮肤还以呼吸的形式不停地排出碳酸气体，如果皮肤呼吸受阻，将会导致人体酸碱失衡。如果你经常感觉疲劳，很多时候就是由于呼吸浅表，呼吸浅表的人，皮肤的呼吸活动就不积极。皮肤通过呼吸得到的新鲜氧气使人体每个角落细胞的代谢活动都进行得更加活跃，这些活跃起来的细胞，将促进体内一氧化碳、二氧化碳和其他有害物质的排泄，并因此调节身体的一切功能。皮肤所得到的充足氧气能活跃皮肤的血液循环，使我们的皮肤健康并富有弹性，这一点，对于爱美的女性来说更加重要。

人体的皮肤呼吸是自然进行的，你所要做的就是保障它的顺利进行。

晚间是皮肤得以恢复的最重要的时间。在细胞再生的期间，皮肤需要充分的营养素，尤其是氧气，所以你要保证在睡眠时让皮肤充分呼吸新鲜的氧气。

晚间睡觉时也要注意空气流通，窗子应当适当地开个小缝隙。

常洗澡，去除污垢，特别是油性皮肤者更应注重皮肤的清洁，身体的污垢是阻碍皮肤发挥呼吸功能的最重要原因。

要记得裸露皮肤，做搓肤运动，活络肤部气血，促进呼吸功能。

常洗衣服，常洗被褥，营造一个干净、卫生的皮肤呼吸环境，不要穿易带静电的衣服。

梦云：我的皮肤经常搔痒，起斑、生痘，尤其是小腿部，以前不知是什么原因，还以为是过敏。您所说的皮肤排泄不畅，呼吸受阻，我感到很有道理，于是我学习您教我的皮肤呼吸，您说只有停止鼻呼吸，才能激发皮肤呼吸，于是我经常练习屏息，以刺激皮肤的呼吸功能。

随着锻炼的深入，当我感觉小腿部有一种力量感，想要动的时候，我的瘙痒消除了，痘儿也逐渐减少。我的小腿皮肤变得富有弹性，其他部位于皮肤就更加细腻了。我更乐于到外面散步，或是在家中运动我的小腿。

16 善用下呼气之门——收缩肛门

肛门是我们最不愿提及的部位，但对于养生来说他非常重要。自古流传的提肛功，受到无数养生家的重视。中国古代的养生家认为，人体中存在阴阳二气，而人体的阳气足，就健康，活力就旺盛。但许多人身上的阴气重于阳气，于是就病弱。而提升人体阳气的有效方法中，有一个就是提肛功。

在现代医学看来，收缩肛门的肌肉可以锻炼处于肛门附近的肛提肌和肛门括约肌，增强其功能，提高其抵抗力。并且可以促进肛门周围血液循环，防止肛门周围血液淤积，从而达到预防和治疗肛门周围疾病的作用。收缩肛门对防治中老年人的痔疮、肛裂、脱肛、便秘、慢性肠炎等疾病都有明显疗效；对冠心病、高血压、下肢静脉曲张等，也有一定的辅助治疗和预防效果。

收缩肛门还能促进盆腔周围的血液循环，维护性器官的健康，对防治肾气不足引起的阳痿、早泄有较好的功效。可以说，提肛功对于增强男性的性能力有着独特的功效。

现代的养生方法一般是这样主张：收缩肛门的运动方法非常简单，不受时间、环境、设备等条件的限制。站立、蹲位、躺卧均可进行，坐车、行走、劳动时也可以练习。每日可进行数次。每次练习 2 ~ 3 分钟即可，大便后进行效果佳。收缩肛门时要求全身放松，自然呼吸。呼气时，做收缩动作，吸气时放松开来，反复进行 30 次左右即可。

而古代的养生家认为提肛以每次提 7 次为好，提肛时，做鼻尖式深呼吸。呼吸刚开始，空气大体到达喉部时，收缩肛门，呼吸和提肛的动作都要求缓慢。当呼吸充满时，开始吐气，同时放松肛门，完成提肛动作。在古人看来，提肛动作宜放在清晨时最好。他们认为，这个时候最能提升人的阳气。但人在夜间阴气更盛，所以晚睡前也可以提肛。

据有关研究表明，中国人的体质，普遍阴盛，寒气多一些，所以中国人更应注重提肛。

身体较为虚弱、精力透支严重的人，采用呼吸术恢复元气时，往往出现肌肉忽然收起的现象。有时在腹周会出现热感，尤其是肛肌自然会产生一种收缩的冲动，这是一种大范围的提肛，效果要远远超出平常的提肛，可以极大的提升精力水平。正常情况下，体内阴寒者，进行呼吸术时也会很快就出现这种情况。有时候不只是提肛，诸腔周边的肌肉也会紧随着作突然的紧缩。这就是体内寒毒在被排除、攻击的现象。这也从一个侧面证明，提肛是可以升阳气的。

17 呼吸术的完美辅助

呼吸术也需要一些辅助，良好的空气就不说了。由于呼吸是一种肌肉不断重复收缩与回位才得以实现的生理动作。所以，从本质上讲，良好的呼吸术其实就是对肌肉更充分的利用。而在非运动的情况下，呼吸术中肌肉的运动状况除了我们的意念之外，还要取决于我们身体的姿势。

前面提到过胎儿卧是最好的呼吸方法，而坐姿中，进行瑜伽、禅修锻炼者一般所采用的七支坐法则是无可取代的最佳坐姿。

禅坐看似是静态的，其实却是动态的。它是一种身体功能的内在微动。在肌肉组织方面，由于盘坐的姿势需要，双腿所有肌肉都会自然收紧。相当于一定强度的跑步锻炼，这就是为什么许多人刚开始学习盘坐时，会感到双腿酸麻、疼痛的原因。其实这种看似静止的肌肉收缩运动，其运动强度是比较大的。

禅坐的最标准的坐姿是佛教的“毗卢遮那七支坐法”，这是人类完美的坐姿，也是最佳的坐姿。七支坐法又称为“结跏趺坐”，即互交两趺，结跏安坐的意思。在诸多坐姿之中，佛陀独取结跏趺坐，自有其独到的原因。

七支坐法，顾名思义，此坐法有七个要点：

（1）双足跏趺：“跏趺”这两个字的正体是“加跗”。通常跏趺坐有两种坐法：一是降魔坐，先以右脚趾押于左股上，再以左脚趾押于右股上，这是以左押右，手也是以左手为上；二是吉祥坐，先以左脚趾押于右股上，再以右脚趾押于左股上，这是以右押左，手也是以右押左。这两种坐姿都需要两足掌向上仰于二股之上。佛经记载佛陀当年在菩提树下成道时，采取的就是吉祥坐，手作降魔印，于是这个坐姿成为追求佛道者与修禅者最常采用的坐姿。

女性在采取双足跏趺的坐法时，要注意双足的足跟不能压到小腹，要与小腹保持一定距离，以免引起腹痛。

（2）背脊直竖：修禅的坐姿要求很严格。脊背必须调整到正直，绝不允许弯腰驼背，不能前俯也不可后仰，但也不应为了保持脊背直竖而使全身筋骨过分用力，致使身体变得僵硬，而是应自然放松地保持正直姿态；腰干要直，但不能刻意挺直；胸骨挺直，也是不能刻意挺胸。脊骨在自然挺直的状态下，全身才能得到最大程度的放松。人体的背脊上达头部，下至尾闾，是支持全身的重要器官，背脊直竖，则精神旺盛，反之，背脊弯曲，则心绪也随之弛缓，气血阻塞，心力便会迟钝，妄想不易抑制，甚至内脏也会受到压迫。由于初学者不懂得调息的方法，所以要先注意培养准确的禅定姿势，以免身体受损并影响禅定。另外，要使背脊直竖，还要利用蒲团，身体置于蒲团之上，背脊更易直竖，气血就容易灵活运行，如果不利用蒲团，背脊直竖较难达到。

（3）手结定印：双手放松垂下，左右手掌相叠，使双手掌心向上，手背朝下，以左掌置于右掌上。两拇指轻轻相拄结成椭圆形，自然放置于大腿上，双手微触使血气相通，可使血脉自行周流，这种手印也能使心理产生安宁清净的感受，注意双手不能用力，也不可紧张，否则会产生相反的效果。

（4）两肩宜平：两肩肌肉放松，适度平展，从侧面看，成一条直线。平常有弯腰驼背习惯的人，两肩会向前含胸。这时如果太过紧张，用力挺胸则两肩又会向后过度扩张。而只有在经过充分调息，使气息充沛后，两肩自然会饱满、平直，这时的姿势才是标准的姿势，而不是刻意为之的。

（5）舌抵上腭：七支坐法要闭口，并将舌尖自然微抵于上牙龈，不可用力。闭口能使气息凝聚不散，舌抵上腭则津液自然生发。因舌部神经较敏感，因此不可用力，久而久之，当气息充满时，舌尖便自动卷起，这是功夫进步的表现。

（6）头部端正，收下腭：下腭要自然向内收，稍微压住颈部左右两条动脉，但不能低头，必须要使头部保持正直。

（7）双目微张：六根之中双目最为敏感，六尘之中色相最为诱人。目之所视，都会在一定程度上影响人的心念，从而产生分别与执着。所以在七支坐中双目不宜睁得过大，但也不能闭目打坐。因为闭目容易引发睡眠、错觉、幻觉，所以要微张双目，保持清醒。

七支坐中，眼睛宜微张，视线投于身前 60 ~ 100 厘米处。这样可对一切外境视而不见。而且不能将视线只投注到一点，而应看一片，更不要对色相着意。双目并非必须一动不动，如果感到疲劳，可以稍微闭目休息，但切不可养成闭眼打坐的习惯。

古井之心：请问锻炼呼吸一定要采取这样的七支坐吗？

王子居：不完全需要，只有追求最完美的呼吸效果时才需要七支坐。

古井之心：那其他姿式下需要注意什么？

王子居：如果是躺卧的话，要端正舒服，如果普通坐姿或站姿的话，需要采用的步骤分别是：1. 做到七支坐中的二四五六七，其中二四六是姿式方面的，五和七是精神方面的。2. 可以做到七支坐中的第三项。如果是完整的七支坐，那就要先做到第一项。然后再按上面的顺序。

18 只有鼻尖式呼吸才能实现完全运动

我们说呼吸就是最好的运动，绝不是信口而谈，而是有着强有力的佐证的。

我们知道，运动的目的是锻炼肌肉，活络气血，增长力量，提升免疫力。但是我们应该仔细观察一下我们的身体构造，我们的身体构造是节式的。由数百节骨头连成一个骨架，支撑着建立一个人体。脚与小腿之间有脚踝；小腿与大腿之间有膝盖；大腿与臀部之间有大腿根；臀部与胸肋之间有腰部；肩部与臂部之间有肩胛和肱骨头；上臂与前臂之间有肘；小臂与手之间有腕；手掌与手指之间有指根；胸、肩与头之间有颈部。

这些连接点的存在决定了一件事情，那就是当我们神经系统发出指令，指挥肌肉运动时。它只能运动一部分肢体，比如我们屈身手指，除了手指、手掌在动以外，前臂肌肉也受到有不同程度的拉伸，而到了上臂感觉就不那么明显了。当我们屈伸右手，我们左臂是不会随之而动的，由此可见，我们通常的体育锻炼都是仅仅运动了身体的一部分。

在这种情况下，我们只好针对某些肌肉块和部位设计一些锻炼方法。而这些体育锻炼往往非常繁杂，掌握起来较难，要做到整体把握和锻炼，难度就更大了。

我们在本书中提倡的鼻尖式呼吸，是目前我们所发现的唯一一种能够随时随地使全身每一块肌肉都得到运动的方法。

许多人原先以为，呼吸运动主要靠胸腹部肌肉来完成。有人提出横膈式呼吸。在这些呼吸方式下，人的肺活量增大，胸腹部肌肉最大限度地参与呼吸运动。可以说，每分钟都在运动。但是，鼻尖式呼吸更有优势，当锻炼者的注意力集中于鼻尖，启动呼吸，随着鼻尖紧缩，胸腹部的肌肉瞬即开始紧缩。然后，带动肩臂、股、大小腿，甚至手足的肌肉都开始运动。值得注意的是，在这类运动中，只有鼻尖是紧缩的。胸腹部肌肉仅做短暂紧缩，然后随着气息的深入，它们开始放松，回复到原来状态后，继续扩展。而其他部位，随着锻炼者的习惯不同而做不同运动，或缓慢紧缩或舒缓扩张。正常状态下，鼻尖式呼吸中调动的全身肌肉，是随着气的充满而轻微扩张的。我们称此现象为鼻尖式呼吸下的全身呼吸肌联动。

为什么我们提倡鼻尖式呼吸，而不提倡腹式呼吸呢？其中最主要的原因就是注意力的问题。我们知道，注意力与神经密切相关，人类的神经丛密集的地方有手指、足、头部这些表面积相对小，而结构起伏相对较大的部位。而人的背部、大小腿，上前臂、胸腹这种表面积较大较平坦的地方，神经丛分布相对要少得多。

而呼吸效果与注意力的关系是非常密切的，腹式呼吸将注意力集中在腹部，而腹部神经丛与全身神经的联络是不够发达的。

而鼻尖位于面部，与眼、口相接，与大脑相近。大家知道，我们身体的诸多神经都要通过颈部，而鼻紧密联系喉，所以在呼吸肌中，没有另一块主要呼吸肌对神经网络的关联度超过鼻尖了。实践证明，只有鼻尖式呼吸，才能最轻松最有效最全面地带动全身每一块肌肉。大家都知道我们的皮肤是呼吸系统的一部分，而我们的每一块肌肉都与皮肤相连。所以，我们的每一块肌肉都算得上是呼吸肌。在鼻尖式呼吸条件下，由于气的感觉传遍全身，鼻部呼吸肌缓慢地，一块一块地传递气的感觉，每一寸皮肤都不落下，所以每一块肌肉也不落下。就这样，一次成功的鼻尖式呼吸，时间可能在 15 秒左右（有些人可达到一分钟甚至更多），全身的肌肉都做了一次紧缩或者舒放的轻缓运动。

至于鼻尖式呼吸带动全部呼吸肌运动，其对身体产生的意义，目前我们还无法阐述。但毫无疑问的，其意义是巨大的。随着科学研究的深入，我们相信，鼻尖式呼吸将得到高度的重视。

另外，在这里，我们要强调一点，只有鼻尖式呼吸才是完全呼吸，腹式呼吸、胸腹联合呼吸所具有的特点，鼻尖式呼吸都具备。可以说，鼻尖式呼吸具有其他所有呼吸方式所具有的优点，而避免其缺点，鼻尖式呼吸可以称之为各种呼吸法的优化版、改良版。它是集各种呼吸法优点于一体的精华版。

19 超级恢复技术——用呼吸给内脏按摩

我们大力提倡呼吸养生，因为呼吸确有许多别的方法无法达到的效果。在我们所有的保健方法中，只有呼吸才能真正有效地按摩我们的内脏。

我们都知道按摩能解除疲劳，尤其是长时间运动或劳作后会感觉十分疲惫，这时洗个热水澡或按摩一下，会感到非常舒服。体表按摩能够消除肌肉的僵硬和疲劳，但我们的内脏却无法得到按摩。

深呼吸除了能为机体提供充足的氧气之外，还能做深层的体内按摩，想对脏器进行按摩保养只有呼吸能做到。当深吸气时，横膈膜被向下挤压，肌肉紧缩或者舒张，脏器被推动，引起气的感觉。体内的膈和体表的肌肉一上一下开展运动时，腹腔内的器官，包括大小肠、胰脏、肾、肝甚至生殖器官，都被温和地压迫到。这种按摩能增加内脏器官的血液循环，从而使这些器官的功能活化。

内脏按摩术究竟有多大价值，这是个值得我们仔细探究的问题。我们不可能直接用手按摩内脏，我们要想保养内脏，一般只有靠多休息。而深呼吸按摩内脏，可以称得上是超级恢复技术。实践证明，深呼吸，尤其是恰当的鼻尖式呼吸，不仅能使内脏的疲劳很快消除，迅速平息劳累所造成的神经系统和内分泌系统的应激状态，化解促分解代谢激素对肌肉恢复和增长的不利影响，而且鼻尖式呼吸能立即增强全身的血液循环，增加给肌肉输送的营养素和氧气，促进肌肉快速恢复、增长。坚持进行正确的鼻尖式呼吸，能极大增强人体对疾病的自然治愈力，尤其是能增强消化系统功能和心肺功能。另外，鼻尖式呼吸对肝胆的按摩效果可以培养坚定的意志品质，调节改善心理状态，控制情绪，促使注意力变得集中。我们想要远离疾病、保持良好的生活心态和心理调整能力，就必须学会正确的呼吸，最好是能够熟练地进行鼻尖式呼吸，并将这种呼吸培养成一种习惯。

我们现在来看一下横膈膜的工作原理，这里面隐藏着超级按摩术的秘密。

我们时常提到的横膈膜并不是“膜”，而是覆盖在腹部内脏上像降落伞一样的肌肉，它是胸腔和腹腔之间的膜状肌肉。当横膈膜收缩时，胸腔扩大，腹腔相应变小；当横膈膜舒张时，胸腔变小，腹腔相应变大。这也是为什么我们说胸式呼吸与腹式呼吸相互矛盾的原因。

通常我们的横膈膜是不太活动的，这是因为我们采取的是不良的呼吸方式。如果我们采用特殊的方法进行深呼气，它就会像降落伞收缩一样，从而压缩全部内脏，犹如按摩内脏。这种挤压会给胃、肠、肝、肾等所有器官带来温和的刺激，并迫使内脏中的静脉血快速返回心脏。一旦呼气动作完成，横膈膜又再度像伞一样张开，腹部内脏立即放松，吸入新鲜的动脉血。如此往复循环，我们体内的血液循环就会变得前所未有的顺畅，大量富含营养和氧气的动脉血就能充分而又及时地提供给体内各种器官，并且，它还能促进肌肉更快地恢复和增长。

我们在本书中一直主张实行鼻尖式呼吸，但是对于初学者来说，我们也会给予一些更易引起兴趣，更易操作的呼吸法。

你可以优先采用坐姿，然后采用呼气法。所谓的呼气法其实就是吸气法。之所以称为呼气法，是因为它利用呼气来引导吸气。我们都知道，我们的呼气量要比吸气量大，呼气时间要比吸气时间长。这个原理应用在呼吸技巧上会发现，人做呼气要比做吸气容易。许多呼吸方式不良的人，在进行呼吸锻炼时，发现自己很难入手，很难提升肺活量，原因就是吸气是要费力气的。

有效的呼气法排出的二氧化碳量是普通呼吸排出量的 1 ~ 3 倍甚至更多。你不用有意识地吸气，因为你肺内的积气量是一定的，吐出多少气，就要吸回多少气。所以你的呼气量必然改变吸气量，新鲜空气将按照你排出的二氧化碳量自动进入体内。在你吸气的瞬间，体内横膈膜便会松弛，使内脏从挤压下得到突然放松，如同完全挤干水分的海绵，它们立即膨胀起来，将从心脏送出的动脉血尽量吸收，大量新鲜的氧气随之带进内脏。

采用鼻尖式呼吸、腹式呼吸和胸腹式联合呼吸的人，是不需要特意给内脏按摩的。因为这几种呼吸自然时时对内脏进行按摩，需要采取内脏按摩术的是呼吸不良的人，所以，呼气式呼吸锻炼比较有效。

具体做法是：锻炼者宽松衣带，令肢体放松，然后尽可能地长呼气。当你进行长呼气的时候，你的胸腹会瘪下去。有许多教授呼吸锻炼的人，都以秒计数，要求长呼气进行 10 秒、20 秒、30 秒至 60 秒不等。其实，呼和吸的时间要凭个人的感觉而定，因为不同的人，在不同的时期，其呼吸肌的力量是不同的。初学的人，只要感觉差不多了就行。以呼气而论，有意识的长呼气要比平时呼气的时间长一些。当长呼气时，感觉胸部到喉部有一线紧缩的感觉时，说明气管已受到压迫，这时就不应再呼气了。这个过程不长，对大多数人来说不足十秒钟的时间，如果强求 20 秒，那就是对身体无益反而有害了。

有些主张呼吸按摩的人要求达到最大按摩效果，呼气时有腹部贴至脊椎的感觉，这就是过量了。我们不必急于求成，毕其功于一役，而是要通过呼气法逐渐达到深长呼吸，最终达到能轻松实现鼻尖式呼吸。这样，我们就可以实现在日常生活的一呼一吸之间，给内脏一次轻柔的按摩，而不必刻意去运用内脏按摩术。

孟强：我想给某个部位的内脏按摩，请问是不是集中注意力在这个部位就可以了？比如说右胸。

王子居：差不多，只要注意力集中在某个部位，气和肌肉就会偏重于那个部位运动，身体的元气和生气也就会偏重于那个部位，对于强健某个脏器来说是有用的。具体步骤：一，感觉到要特殊强健的脏器部位，二，将注意力集中在那个部位，三，吸气时注意力要尤其集中。注意事项：精神不宜太紧张，要放松，肌肉不要绷得太紧，要稍微紧张即好。

20 随意系统与非随意系统的唯一桥梁

古人常说，呼吸是一条通天之路。在现代医学看来，呼吸也是非常效的养生手段。

不可否认，呼吸有许多非常独特的地方。在我们人体中，能够有效连接随意系统和非随意系统的唯一桥梁就是呼吸。在这一点上，呼吸无可替代，古代的养生家将呼吸视为通往人体神秘能量源泉的钥匙，是非常明智的。

医学界有这样一种说法：人类所有的病中90%是心理引起的。而专注地呼吸能缓解所有的心理疾病。

我们能移动手，手是随意的，而我们却不能改变血液循环，因为它是非随意的，由身体自律。我们这里所说的随意系统和非随意系统，在生理学和心理学中，被称为主动操作和被动操作。

操作是指人对身心活动的调控。按操作的性质，人的身心活动可以分为主动操作和被动操作两种。所谓主动操作，就是我们有意识的、自主的活动，比如我们拿筷子吃饭、打字、说话、跑步等；所谓被动操作，则是指由身体功能自律的，不能由意识改变的活动，如我们的心跳、血液流动、胃肠消化、泌尿系统排尿等。

生理学上有一种分类法，它将人的全部身心活动分为三大类。第一类是肢体活动，也就是身体姿势和动作的变化，这是可主动操控的，这类器官也就是我们说的随意系统；第二类是心理活动，即我们的思维、情感和意志的展开，这一类活动是可以由意识主动调控的；再一类就是呼吸运动，这一类运动的性质与前面两类不同，它本来是由身体自律的，如血液循环一样自律运行。在这三类活动中，绝大部分肢体活动和心理活动都只能主动地、有意识地进行，它们离不开思维。比如我们想唱歌、跳舞，如果不用大脑发出指令，口就不会张开、腿就不会迈动。我们思考问题、做出决断也是有意识的。在生活中，也会有一些下意识的肢体活动，如打哈欠，这是由机体的物理规律引发的。一般人都会出现一些不受自主意识控制的心理活动，如可能漫无目的的遐思等，但这些肢体活动和心理活动不是主流。

与通常的肢体活动和心理活动相比，呼吸是非常独特的。它的操作性质比较特殊，它既可以主动调节也可以自律运行，呼吸既可以主动操作，也可以被动操作。绝大多数人在日常生活中的绝大部分呼吸都是下意识进行的，没有实行主动调节。在正常生活中，只有为满足特定的需要时，我们才主动地调节呼吸。我们有这样的经验，当父母为了不惊醒熟睡的孩子而蹑手蹑脚走路时，他们就会有意识地放缓、放慢呼吸，甚至屏住呼吸。

现代生理学的研究证实，主动操作的身心活动和被动操作的身心活动分别由不同的神经系统进行控制，而呼吸具有“两栖”特征，它可以连接、沟通两种不同神经系统的活动，是两类不同神经系统活动的桥梁。

鼻尖式呼吸能最有效地抑制交感神经的作用，增强副交感神经的作用。我们的交感神经与副交感神经的作用是相反的，如交感神经会令血压上升，而副交感神经则令血压下降。两者对立统一，调节心脏搏动和肠胃消化等活动，相互牵制，这两种神经对内脏器官的调节是自律进行的，我们的意识无法对它们实施有效的影响。在我们的身体中，只有呼吸是个例外，虽然交感神经促进呼吸，副交感神经抑制呼吸，但呼吸却是唯一可以用意志控制的活动。通过有意识的改变呼吸方法，反而能把自律神经置于支配之下，我们强调改变日常的被动呼吸法为主动调节呼吸，就是利用这一原理，通过改变呼吸方法反过来调节神经活动。

呼吸的这种独特功能，其意义非常巨大。如果我们能主动操控呼吸，我们就能影响到不能主动操控的深层次的生理、心理功能。各种呼吸锻炼方法之所以能对身体起到意想不到的调节作用，正是因为呼吸活动具有这一特点。我们只有运用呼吸活动可以主动调控的特性，才有可能依据不同的需要，有意识地对呼吸过程做出相应的变革，从而实现从正面影响更深层次的无法用意识主动调控的身心功能。

21 小疼小病呼吸治

自律神经是我们神经系统中非意识可控制的神经系统。这个系统掌控了如唾液分泌、胃肠蠕动、膀胱收缩等多种功能。当我们的身体处在各种异常情况下，如受热受凉、熬夜、心情不好、压抑。着急上火，操劳过度等时，跟自律神经有关的功能常会出现不正常的运作。常见的问题有，拉肚子、胃痉挛、恶心欲吐、口干、火气大、烦躁、失眠、小便赤红等。

自律神经功能正常、运作良好时，并不需我们的大脑意志去费心，所以我们平常是很难察觉自律神经的存在与功用的。当有一天，自律神经功能崩溃失调，我们就会出现心悸、呼吸急促、胃痛、头痛、心律不齐的症状。自律神经一旦失调，还会引起各种现代文明病。交感神经过度紧张，会导致高血压、心脏病、血糖上升；副交感神经过度兴奋，会导致气管收缩（气喘），消化液分泌过多（胃溃疡），等等。

我们的肠胃对于温度比较敏感，受寒受风时会拉肚子，而受热时也会拉肚子。夏天许多人之所以拉肚子往往不单纯是因为受寒，也不是因为饮食的原因，而是受热。这些都是因为掌管胃肠蠕动的自律神经发生了问题，做出了过度反应，于是我们便拉肚子了。

因自律神经失控而造成的一些病疼，如果还要吃各种药来抑制，显然就是错误的了。自律神经失调的人必须从间脑释放大量的脑内激素，来修复已经陷入混乱的自律神经，而不是去吃药解决。

西医的理论中，自律神经是不可以由意识控制的，但它却依然是可以调节的。那就是调控我们的精神，通过高度专注和放松来缓解自律神经的紊乱，并刺激间脑释放更大的激素，来修复凌乱的自律神经。而通过呼吸调节来诱导我们脑电波的频段调换，是我们目前比较有效调控自律神经的手段。

就有关专家的经验来说，过度劳累情况下出现的腹疼、腹泻，寒热不调情况下尤其是受热刺激情况下的腹泻，还有因疲劳、失眠引起的上火导致的轻微牙疼、头疼，都可以通过控制呼吸、专注精神来缓解。甚至当腹泻很急迫时，亦可以通过呼吸调节来瞬间平复，使得自律神经回归常态，从而腹泻的急迫感消失。

具体的方法其实很简单，因为当病疼袭来的时候，其实我们的注意力便已经专注到病疼上了，这时候需要调控呼吸。

调控呼吸的重点是止息，通过屏住呼吸来停止身体中已经混乱不堪的浊气。然后用全副精神来让自己进入一种放下一切，欲要进入睡眠而主意识依然处于清醒的状态。然后再进行轻微的若有若无的呼吸。呼吸一次后再次屏息，并全副精神地去感受你的身体。你会发觉你全身的肌肉都处于一种紧张感。如此，如果你能进入一种自己感到很疲倦，似是要进入昏睡状态的深度感知自己身体的众多部位的状态中。那么，就可以使自律神经的兴奋和紊乱得到平复，进而止息，并回到正常。

当然，你得到这种平复后必须马上去掉引起自律神经紊乱的根源。如果是熬夜引起的过度疲劳所引起的，那么你就应该在这种似是昏睡状态中继续通过这种专注身体、屏息息虑的呼吸方法来恢复你的元气，并且你要在病疼得到缓解后立即休息，以免刺激它再度发作。

牙疼上火、口舌生疮、月经紊乱……还有前面提到的诸多病疼。在最开始的时候都可以通过呼吸的调节来调节整个身体的气的运行状态来解决。而这些病疼是不需要用药的，因为它们并不是器官、脏腑发生了毛病，而是我们的神经系统给它们下达了错误的指令。只要我们及时纠正那些令神经系统下达错误指令的外在条件，就可以很快解决。这时候吃药显然是不必要的，有害无益。

22 呼吸的控制

良好的呼吸讲究深、细、舒、长、静。

所谓深，就是吸气时要气贯丹田。这个比较容易，吸气时，只要尽量努力多吸，尽量努力让吸进来的空气往下走就行了。这时应该感觉到小腹部因充气而往外膨胀（即顺式呼吸）。需要注意的是，应该均匀地、舒缓地吸气，不要用力过猛而挺胸、耸肩。

所谓细，就是要使呼吸的气流（特别是呼出去的气流）绵软纤细。呼气时，最关键的是要控制好往外走的气流，使其尽可能地均匀、缓慢、细小（就像游泳时在水底下潜泳一样）。这样才能维持比较长的时间，达到我们要求的时间差。

所谓舒，就是和缓平稳，节奏和谐，以稳定的速度平稳舒畅地进行。

所谓长，就是呼和吸的时间都要比平时长。只要控制好进出的气流，能够做到绵软细小，就自然能够延长时间了。

所谓静，就是呼时发出的声音很细微，几乎听不见，就连自己，也仅能听到极细微的声音，或者仅能感觉到自己的呼吸存在。

运用呼吸术进行呼吸时，一定要保持绝对的安静，自己不能听到自己的呼吸声。如果自己能够听得见呼吸的声音，就说明对呼吸的气流——特别是呼出的气流——没有控制好。

想要让呼吸达到上述的良好状态，需要的就是意念的精细控制，也就是说精神的高度专注，精神越是专注，呼吸术的效果也就会更好。

当然，说精神专注并不是精神的高度紧张，刚开始学习呼吸术时，可能精神紧张一点会更容易学会专注呼吸肌，但还是要求精神放松，实行一种放松的、融洽的专注。

用意念来控制呼吸需要一个熟练的过程，如果一开始不能快速地良好控制，那就慢慢来，每天进行一段时间，日久天长，自然就会变得很容易。

23 重新认识呼吸肌

医学上对呼吸肌的定义是医理上的，属于狭义的定义。医学上定义的呼吸肌包括肋间外肌和膈肌，肋间肌又包括肋间外肌和肋间内肌。平静呼吸时只需肋间外肌和膈肌的参与，深呼吸时则还需要肋间内肌的参与。也就是说，除了有意识控制的深呼吸，肋间内肌作为呼吸肌是不完全参与呼吸运动的。吸气时，膈肌收缩，膈顶下降，胸腔增大；肋间外肌收缩，肋骨向上向外运动，体积增大；呼气时，膈肌舒张，膈顶上升，胸腔缩小，肋间外肌舒张，肋骨向下向内运动，体积减小。

膈，为向上膨隆呈穹隆形的扁薄阔肌，位于胸腹腔之间，成为胸腔的底和腹腔的顶。

以上为现代医学所定义的呼吸肌的基本常识。但事实上，广义的来说，凡是能参与呼吸运动的肌肉都算得上是呼吸肌。如医生和一些健身教练指导一些呼吸系统患者学习腹式呼吸时，首先要锻炼腹肌参与呼吸，那么进行腹式呼吸时腹肌也是呼吸肌。

既然被称为呼吸肌的肋间内肌只有在深呼吸情况下才会参与呼吸运动，而深呼吸往往是在我们意识控制之下进行的，也就是说医学上的定义其实也是将意识控制下才参与呼吸运动的肌肉定义为呼吸肌的。不过是辅助呼吸肌而已，那么，腹肌等其他肌肉也是可以作为呼吸肌的。

你身体内参与呼吸运动的肌肉越多，则你的呼吸质量就越高，你的呼吸术就越好，你的身体也会更好。有哪些呼吸肌参与呼吸运动，就是我们判断自己呼吸质量的最根本的标准。

《庄子》中记载“至人之息以踵”，意思是那些最擅长养生的人，他们的足部肌肉也可以成为呼吸肌。中国古代的医学和养生学传统中，人体内的气有周天气的说法。而周天气必须要从头到脚才算得上一个周天。所以说，我们全身的每一块肌肉都可以成为呼吸肌，因为我们的每一块肌肉都可以参与到呼吸运动中来。

事实上，医学对呼吸肌做出的这个定义是相对定义。当我们进行呼吸术锻炼之后，我们就明白实际上不存在呼吸肌，因为呼吸和肌肉是一体的。呼吸就是肌肉的一种物理运动，将外界的空气吸进身体中，为自己所用。而这个肌肉是全体的，并不只是部分肌肉。当我们进行充分的呼吸术锻炼之后，我们就会发现，当我们放松下来，不用意识控制我们的呼吸进行鼻尖式呼吸时，我们的众多肌肉也是在轻微地动的。肌肉本身是需要参与呼吸运动的，只不过我们的呼吸习惯变坏了，导致它们无法正常参与呼吸运动。

医学定义的呼吸肌是身体自律条件下最重要的呼吸肌。那么，当我们进行呼吸锻炼，有意识地改变呼吸方式和力度时，最重要的呼吸肌就不再是肋部的肌肉了。

学习呼吸术之后，最重要的呼吸肌是鼻部的呼吸肌，而肋部的呼吸肌成为基本呼吸肌。想要使得我们的呼吸变得更悠长，那么对鼻部呼吸肌的控制就变得至关重要。其次，相应的某些部位的肌肉，如腹肌、肛门附近肌肉群以及手足部的肌肉，就变得更加重要起来。

为什么我们提倡健康需要劳动？为什么劳动人民最长寿？因为他们的手足肌肉一直是经常在运动的。为什么现代医学提倡走路是最好的健身之道？就因为足部的肌肉是在运动的，我们的氧气因为足部的运动需要提供更多，所以身体的呼吸肌被调动得也更多。

整个医学界提倡走路是最好的健身之道，而不是其他的运动。这其间的道理，是值得我们深思的，这也可以算是足部肌肉是最重要的呼吸肌的一个例证。

在我们进行足够深度的腹式呼吸时，当我们腹肌有力运动时，其实我们从腹部一直到腿部然后到足部，肌肉都是有感的。但这是一种从上往下的传导，足部肌肉的紧张感是不够的。而当我们足部肌肉用力时，整个腿部一直到臀部、肛周肌肉都会一起紧张。这也就是说，足部的肌肉群是整个下肢包括臀肛部肌肉的核心，足部肌肉运动得力，那么身体的整个下半部分就活起来了。

同样，我们深呼吸时，肋部肌肉群是动的，但臂部肌肉未必会跟随运动。但当我们手部肌肉运力时，整个上半身的肌肉群都会一起紧张起来。所以手部肌肉群是整个上半身肌肉群的核心，如果手部肌肉群运动得力，那么身体的整个上半部分就活起来了。

所以古人说的勤劳动是长寿之本，是有着人体生理上的必然的，而劳动时主要靠手和足。所以在这里我要说，手和足是最重要的呼吸肌。它们分别是上半身肌肉群和下半身肌肉群的关键和核心。

上面我们论证了上半身和下半身各有一个核心，那么全身的肌肉有没有一个核心呢？有，就是我们的鼻子，即便我们全身的肌肉都放松下来，如果我们妥善运用鼻子，进行一次全方位的周天式的呼吸，那么，我们身体所有的肌肉都会缓慢地、有韵律地运动起来，一直到手足肌肉群为止。所以说鼻部肌肉是全身肌肉群的关键和核心。

那么这个核心是否也有一个核心呢？如果我们将手、足、鼻的肌肉群冠以一个现代化的称呼，称之为联动处，那么这个联动处是否还会有一个关键点、核心点呢？

有的，这个联动点就是鼻尖。在手足则是五指指尖和五趾趾尖。当然，手和足还有一个更小的核心是手心和足心。只有通过鼻尖的神经传导和肌肉的联动，才能实现全身肌肉的一个真正完整的周天运转。这个运转既是气的周天运转，也是肌肉的。

所以，最好的呼吸术是鼻尖式呼吸，它的优越性是无可取代的。

然而最好的卧姿是胎儿卧，也是有天然的道理存在的。因为胎儿卧是全身肌肉微度紧张却不觉得劳累的唯一姿势。其他各种姿势，都无法调动全身的肌肉，有些调动局部肌肉，也会有紧张感，时间长了会产生疲劳。而胎儿卧则是最好地调动了我们身体中的全部肌肉，它却比七支坐法舒适得多。另一个能调动全身肌肉的是七支坐法，因为它调动了手心、足心、指尖、趾尖，并通过这些被调动的关键部位调动了全身的肌肉。另外，从距离上来说，七支坐法是人体最集中、各肢体最接近的一种姿势，足心接近于膝弯，手接近于足，于是，神经最集中最丰富的肢体部位近乎成为一体。而在胎儿卧中，手足相摩，都最大程度地接近于会阴部位，也是有着极好的养生作用的。

勇者的心：听了您讲的呼吸肌原理，很受益，这是否与中医所谓的中脉有关呢？我们怎样才能找到中脉呢？

王子居：是的，这一部分其实讲到了呼吸与脉的关系，但还没有很深入地讲。其实找到中脉很简单，因为真正做好了的鼻尖式呼吸就是循中脉而行的呼吸。所以，你不必去探究什么中脉和旁脉，只要按鼻尖式呼吸的方法做好了，自然就是中脉呼吸了。

24 呼吸需要注意力

呼吸术远比长跑难以坚持，因为你需要不断地集中注意力，可以这样说，体育运动是一种肢体的运动，而深呼吸则是一种全身肌肉的运动外加注意力的高度集中。

许多人学习呼吸锻炼时，他们只能坚持几分钟，几分钟过后，他们就把呼吸给忘了。许多人在进行瑜伽呼吸时，因为无法放松精神，而难以坚持呼吸，他们也陷入一种很快就把呼吸给忘掉的困境。

因为我们的呼吸在本质上是一种机体自律行为，它会按它的呼吸习惯和方式行事。当我们想要让它变得更好时，我们就需要通过专注来操控它。人最大的呼吸器官——皮肤，本来是与神经系统一体而生的，它的感知能力就非常强。同样，无论是鼻子还是其他呼吸肌的肌肉运动，同时都会有我们的皮肤在参与。至于人体中的随意肌，都是可以受我们思维的控制来参与呼吸运动的。

我们仅举背部呼吸肌为例。当我们正常呼吸时，背部呼吸肌的运动幅度是很小的。而我们通过神经系统对背部发出指令，在呼吸时进行背部肌肉的用力，我们会发现，我们背部会随着呼吸的扩张而扩张。但当我们将注意力集中到腹部，运用腹肌进行呼吸运动时，我们身体扩张的部分就到了腹部，而背部的扩张就明显小了。

而我们整个身体的呼吸肌显然是有记忆的。我们大脑下达的呼吸指令很多时候会产生一种类似逐渐解除的作用，也就是说当我们从关注腹肌，实现腹式呼吸中忽然忘记关注呼吸，注意力转移时，腹式呼吸可能还会延续一段时间。当然这也有可能是我们的显意识或许撤出了腹式呼吸运动。但潜意识依然在，神经系统依然有指令指向腹肌。随着时间的推移，腹式呼吸才又逐渐变成我们正常时的呼吸。

当我们的呼吸术进行的时间比较长时，不论是腹式呼吸还是鼻尖式呼吸，我们的身体都会逐渐习惯于这种方式，产生记忆，从而使得我们的呼吸自然而然变得更深长，从而有良好的呼吸方式和习惯。

所以，对于一个没有进行过呼吸术训练的人来说，将自己的思维活动专注于呼吸，就是得到良好呼吸习惯的最好的方法。

呼吸肌就好像是指引呼吸的路标。我们对不同呼吸肌的专注就会形成呼吸运行的一条条路线，从而形成不同的呼吸方法。有喉式呼吸、肩式呼吸、胸式呼吸、腹式呼吸、背式呼吸，还有皮肤参与程度更大的全身式呼吸、踵式呼吸等。

小荷尖尖：按您所教的计数呼吸法，我的注意力比以前好多了，但还是不够集中，还有什么更好的方法吗?

王子居：那你是数着数着就睡着了呢？还是数着数着就胡思乱想了呢?

小荷尖尖：数着数着就胡思乱想了。

王子居：那你就转移自己的注意力，1. 在身前置一盆花，晚上则置一盏灯，或者点一支香，将注意力集中在它们的身上，但时间不要太长，你找出自己能集中注意力的时间，然后慢慢地延长它。2. 将注意力往你身体的下方移动，比如注意感受你手掌心、足掌心的脉动和气感，3. 将你的计数的量改一下，由从一到十改为到一百乃至一千。4. 将你的计数顺序更改一下，由从一到十改为从十到一。5. 将人的计数方法变为先顺数，再逆数，然后再顺数，如此循环。

25 呼吸惯性和调节

医学曾在一些没有进行过呼吸锻炼的人身上做过许多关于呼吸的有趣实验。其中一个就是，单鼻孔呼吸。结果发现，当接受实验的人采用单鼻孔呼吸时，他的呼吸肌的运动就出现明显的变化。

当使用左边鼻孔呼吸时，实验者左面的呼吸肌起伏较大，而右面的呼吸肌起伏较小，一般实验者都意识不到这个问题。当换右鼻孔呼吸时，实验者的右面肌肉起伏较大，而左面肌肉起伏明显变小。

对于那些有过较长时间呼吸锻炼的修禅者或瑜伽师来说，他们有的意识到了这个问题，有的没有意识到这个问题。医学专家在进行这种单鼻孔实验的时候，有意将注意力放在相对的一边的肌肉上，在这样的情况下，相对的一边肌肉起伏稍有增加，但是，与鼻孔同侧的肌肉其起伏依然明显大很多。

只有少数对呼吸的操控训练有素的人，才能做到这一点。他可以凭借大脑对呼吸肌的注意力，将呼吸的空气充满自己左侧或右侧，甚至可以做到，在用左鼻孔呼吸时，将空气引到自己胸腔的右侧，而在用右鼻孔呼吸时，将气引至胸腔的左侧。

呼吸在一定程度上是受大脑影响和控制的，那种认为呼吸系统的运作是完全自律行为的观念是不正确的。

身体里的呼吸肌尤其是呼吸肌外层覆盖的皮肤，会有无数能够对呼吸做出感受和反应的神经。这些神经与大脑相连，共同决定了呼吸肌可以被意识自如地操控，从而使我们的呼吸过程可以随意调节。

而我们人类绵延数千年甚至更久的呼吸术，就是一种有效运用意识操控呼吸的学问。

每个人都可以做到这样一点：他可以在呼吸过程中猛然加速；也可以在呼吸过程中猛然减速；他可以在习以为常的胸式呼吸的过程中，猛然进行腹式呼吸；他可以随时终结吸气，然后呼气；也可以随时结束呼气，然后吸气……

正是由于神经对呼吸的巨大作用，我们才可以自由随意地左右我们的呼吸。但正是由于大脑和神经能对呼吸加以左右，所以，当我们形成一种呼吸习惯时，我们的神经就会自觉地采用这种习惯，很难改变。当我们从卧姿婴儿的腹式呼吸，变为立姿儿童的胸式或肩式呼吸之后，这种呼吸方式就被大脑和神经默认并选择，以后的漫长岁月，在正常状态下，自律神经都只认这一种形式，从而形成一种呼吸惯性。

正因为自律神经习惯于按它以前的方式来做事，所以我们想要改变我们的呼吸方式是有难度的。因为只有大脑才能调节神经，所以我们要改变我们的呼吸方式就必须运用注意力。同样的，由于自律神经习惯于按以前的经验办事，所以，如果我们在一开始采取了错误的呼吸方式，那么，一旦自律神经正式将这种方式采纳，形成惯例，要改正就很难了。

这就是为什么在本书中一再强调鼻尖式呼吸的原因。一旦形成了不够好的呼吸方式，比如说你采用意守丹田的呼吸法。那么，当你的注意力从呼吸上离开时，你的神经将会自觉地遵循以前的惯例，它将先让腹部的呼吸肌鼓起，然后鼻部肌肉才开始动作。

你接触本书后，必须努力实行鼻尖式呼吸，只有在较为特殊的情况下，为了治疗疾病或是实现其他目的，才可以临时采用其他的呼吸方法。

总之：神经对呼吸方式的自主采纳是不以我们的意愿为转移的，这决定了我们一定要采用正确的呼吸方式，让神经最终采纳这种方式，形成不需要我们费太大劲就能保持的正确呼吸方式。

26
神奇的呼吸自动调节

当我们屏住呼吸时间久了会感到憋闷难受；当再次开始呼吸时，则喘气很急促，要过一会儿才能恢复过来；还有，我们在运动时也同样会感到呼吸急促。这是由于在人体内有感知空气的“感受器”，当体内氧气不足时，会将此信息传送给大脑。大脑将会做出反应，促使呼吸肌做更急促的运动，这样，我们就感觉呼吸变得急促。

另外，睡觉时的呼吸是有规则反复进行的，这是由于我们的身体内有控制吸气、吐气、再吸气、吐气的指令。那么，这个指令是从身体的哪个部位发出去的呢？我们经常看到这种情况：有人因交通事故颈椎（背上部的 7 个骨节处）部受伤后，不仅手足都不能活动，而且呼吸也不能进行。这样的人必须依靠人工呼吸器呼吸。这就表明了发出呼吸指令的部位是在颈椎的上方，也就是延髓部。至少，这是一个非常重要的环节，是一个呼吸指令的发出和传达必不可缺少的环节。

我们先从空气不足的信息怎样送达到脑部的过程开始说明。当体内缺少氧气或碳量增多时，也就是 pH 降低时，其感知场所在脑内有一个，在从心脏出来的大动脉与左右的颈动脉上各有一个。

首先，讲一下在血管中的血液气体感受器。在人身上的颈总动脉中，有个分开为颈外动脉、颈内动脉的部位。这个部位有个称为颈动脉体的如小米粒大小的器官，另外，在大动脉弓的附近，有个称为大动脉体的器官。它们就是血液气体感受器部分。由颈动脉体发出的刺激经过颈动脉窦神经、吞咽神经，到达延髓的呼吸中枢。

在延髓的呼吸中枢上，有吸气中枢与呼气中枢两种。一般情况下，吸气中枢是有规律地活动，当刺激吸气中枢时，呼吸就会加快。另一方面，呼气中枢仅在有加快呼吸的意图时才活动。也就是说正常时，我们只进行有意识的吸气，而呼气则靠肋骨的压力自然进行。

在大脑中还有能察觉肺的充满度的组织。有个叫赫－布二氏反射的感受器。在肺膨胀时它可把肺膨胀的信息传送到吸气中枢，再控制肺的扩张。所以吸气到肺膨胀后，这个信息即通过迷走神经传达，控制吸气中枢，吸气被抑制，转变为呼气。

27 呼吸术的根本原理

慢性阻塞性肺疾病和肺心病患者呼吸常表浅而短促。这种以胸式呼吸为主的表浅呼吸既不能保证肺脏有效的通气量，又易引起呼吸肌的紧张，增加耗氧量，诱发呼吸肌疲劳。而呼吸肌疲劳将会导致更少量的氧气摄入，于是便形成一种恶性循环。

当呼吸退化到肩式呼吸、喉式呼吸时，我们的供氧量就会严重不足了。正常人的肩式呼吸和喉式呼吸仅会出现在夜间睡眠时，而且不应该持久。如果这种呼吸持久的话，我们就会因为不适而醒来，如果不能很快就醒来，我们就可能会因为身体严重缺氧而引发心血管类疾病的突发。

如果我们的呼吸不能使得整个胸部包括肋部的呼吸肌动起来，那我们的呼吸就算是有问题。这个问题是非体力劳动者经常会遇到的，而且很少参加锻炼的那一部分非体力劳动者将会更严重。

正常的呼吸是胸肋部呼吸肌基本调动的呼吸，深呼吸是肋内间肌也参与的呼吸，腹式呼吸是较高质量的呼吸。

几乎所有的呼吸术，都是为了追求超越正常呼吸，实现更高质量的呼吸的。

我们要学会呼吸术，就要充分利用呼吸的根本原理，这个原理就是呼出与吸入的部位相均衡，也就是呼和吸的气体容积是按一定比例相对平衡的，这个不需要我们刻意维持。因为这是我们身体的自律行为，也就是说它是由我们的自律神经自动调节的。当我们是胸式呼吸时，我们运用古老的吐纳法深深吐出一口气。这时候，我们的腹肌开始参与呼气行动。那么接下来，我们并不需要腹肌用力，我们的吸气也会达到腹部。而腹肌会在这个过程中自动用力。因为我们的腹肌在做过一次收缩运动后需要回位，所以我们的气呼出多少，就需要一定比例再补入多少。同样，我们吸入多少，我们就要相应地一定比例呼出多少。而我们的肌肉也是有习惯性的，是有记忆的，只要进行一段时间的呼吸锻炼，你的呼吸就会形成一种习惯。参与呼吸的肌肉就会记住这个习惯，变成一种新的自律行为。

所以，呼吸术其实是很容易做的，你只需要进行一个深呼吸。那么接下来，你的身体就会按照这个标准自动地来进行呼吸，直到你的呼吸肌因劳累而减弱动作力度，或者你的注意力发生转移导致你的呼吸肌参与呼吸运动的开始逐渐变弱变少。

所以，我们每天只要有几十次刻意地进行呼吸术的锻炼，就可以保证我们的充足供氧了。而各种各样的呼吸方式，不妨多试一下，选择自己最喜欢的，最适合自己的。

28 腹式呼吸与声乐的关系

以唱歌、音乐为职业的人最讲究呼吸锻炼，唱歌需要中气浑厚，同样，吹笛子也必须有足够的气才能吹出悠长的曲调。而那些肺活量不够的人则很难唱上高音，也很难吹好笛子等吹奏类的乐器。气对于声的影响是至关重要的。可以说，我们的中气决定了我们能发出的声音。唱歌的人有一项基本功就是发音练习，是从从最简单的“啊”字开始，然后逐渐到复杂的声音。千万不要小看了这个“啊”字的练习，它可是一切发音的基础。我们开始学习拼音时，第一个发音字母就是“啊”。“啊”是所有声音中吐气量最大的一个音，所以，这个字母就成为人们练习发音的首选。在医院里，医生让我们张口说“啊”，为什么不说别的字母呢？这是因为在所有字母里，发“啊”字音时，我们的口张得最大，我们的气吐得最多。“啊”字发音体现了顺腹式呼吸的原理。

腹式呼吸令气息的力量大

腹式呼吸的一大特点就是气息产生的力量最强大，能够被我们强有力地使用。因此，腹式呼吸在许多情况下都发挥着巨大的作用。例如，当人们想大喊的时候，就要用腹式呼吸，将呼吸支点放在下腹部沉住，这样会感觉喊起来使得上劲儿，有底气，声音洪亮。而如果将呼吸支点放在胸部，就会感觉使不上劲儿，只是喉部声嘶力竭，声音单薄。如果用胸腹联合式呼吸大喊，由于气息量大，可以喊出长音，但在力量上不如顺腹式呼吸，因此，音量上会稍逊一筹。

腹式呼吸多用鼻吸口呼

腹式呼吸的气息出入方式多为鼻吸口呼。吸气用鼻，这是因为在吸气的深度上，鼻吸要强于口吸，可以直接入腹。在做深呼吸时，一般都是闭住口，将气息直接经鼻吸入腹腔。如果用口吸气往往深度不够。呼气用口，这是因为采用顺腹式呼吸时，大都是由于需要应用较为强烈的呼出气息。例如大声呼喊时、吹奏乐器的强音时，用口呼出气息力度较大，而且可以利用腮和口唇肌肉的控制，以调节气息出口的大小和口腔压力的方式，灵活地调节呼出气息的力度，因此可以适应不同的呼气应用需要。

一个声音洪亮、吐字清楚的人，给人的印象往往是精神抖擞、阳光活力的。而低沉、无力的声音，听者一般会不太重视。所以我们的声音直接反映了自己的精神状态，这种精神状态是由呼吸决定的。实行浅表呼吸的人精神不振，说话也有气无力，这就需要实行深呼吸。只有呼吸到位，语音才能到位，呼吸深沉，语音才会洪亮、有力。

29 呼吸术的流派

呼吸包括外呼吸和内呼吸。外呼吸是指在肺内进行的外界空气与血液的气体交换，也就是肺部主导的呼吸。而所谓内呼吸，则是血液与组织细胞的气体交换，也称为组织呼吸。不管是内呼吸和外呼吸，各种各样的呼吸术都能改善它们。

就外呼吸来说，呼吸又可分为自律性呼吸和意识控制的呼吸，意识控制的呼吸通常被称为意念呼吸。

意念呼吸又可以分为数种：

1. 强调呼气

这一类呼吸术的特点是在呼吸运动中侧重于呼气，呼气时间要长于吸气。其主要功能是起排浊祛邪的作用，同时也能激发脏腑的气机。强调呼气类的呼吸术，其长处是更容易入手并学成，强调呼气对于初学呼吸术的人来说是很有实际用途的。

2. 强调吐浊

吐浊也分为两类，一类是自然吐浊，一类是音声吐浊，但声音吐浊归入声波振动类更为合理。此类方法要求鼻吸口呼，以增强呼气的力量，重点在于气的呼出。

3. 声波振动

代表性的锻炼方法为两种“六字诀”。六个字分别为嘘、呵、呼、呬、吹、嘻。比如嘘字诀，在吸气后要轻念嘘字同时呼气，嘘字诀可泄肝经邪气。而另一六字诀则是唵、嘛、呢、叭、咪、吽。

4. 强调吸气

特点是在呼吸运动中侧重吸气，即要做到深吸气，让气息充满胸腹。其主要功能是吸进尽可能多的清气，从而活跃全身血脉，促进机体的新陈代谢。如《千金要方》所述：“引气从鼻入腹，足则停止，有力更取（吸），久住气闷从口中细细吐出尽。”又如《寿人经・导引诀》：“择极高极洁之地，取至清至和之气，由鼻息入者，冲于丹田；由口入者，冲于肠腹。或三或五或七皆可。”

5. 强调闭气

见《屏息法、龟息法》一节。

6. 强调服气

所谓服气，也就是食气，就是将空气当食物一样吞咽进腹内，并以之代替食物，但实际上，如果锻炼不得法，那么进入胃部的空气会相对很少。

这一类呼吸术的特点是侧重吸气后的咽气动作。所谓咽气，就是要求吸气充满口腔直至喉咙后，要像吞咽食物一样将空气吞入腹中。有的锻炼者常常将之和津液一起吞咽，这叫“咽津纳气”。

服气法在唐宋时期相当流行，但由于“服气法”十分重视闭气，并认为闭气时间越长越好。而闭气不得法则很易产生憋气、闷气，所以后来侧重闭气和咽气的“服气法”就不大流行了，只有单纯的食气还在广泛流传。

不建议初学者学习这一类呼吸术。

7. 强调柔长

这一类呼吸术的特点是吸气和呼气均要求柔缓细长。这里的“长”除时间要求之外，还要求气息的运动线路能到达腹脐乃至双脚末端。其主要功能是可以形成神息相依、神气相抱的态势，从而激发丹田的生命气机。《庄子》说：“古之真人……其息深深。真人之息以踵，众人之息以喉。”有古人解释说：“踵者，真息深深之意。”丹经中常常提到的胎息，也是一种强调呼吸柔长的深呼吸术，只不过是一种极微细、微细到若有若无的柔长呼吸。练习胎息，不仅要掌握呼吸柔长的要领，还要“固守虚无，以养神气”。只有做到神气相合，才能神闭气静，妙生胎息。

8. 强调呼吸与意念冥想相结合

这一类呼吸术的特点是在深吸气或深呼气或闭气、咽气时，结合进行明显的意念存想活动。其主要功能是，将意念、冥想和呼吸时呼吸肌、膈肌、腹肌活动所产生的动觉、力度以及震动波统一起来，对机体的重要穴位和经脉进行鼓动，进而引发内气并促使内气循着经脉运行。这一呼吸法同上述各类呼吸术在实际上是相互交叉的。但这一类呼吸术同单纯的深吸气、深呼气等，在锻炼方法上有明显的区别，具体的功效也不一样。

9. 强调姿势对呼吸的影响

这一类在瑜伽术中较为多见，而胎儿卧、七支坐也是此一类。

在道教和藏传佛教的各种呼吸术中，还有更繁杂的呼吸术，在此就不做介绍了，本书作为一门健康养生的著作，就讲到这里为止。

10. 强调动作与呼吸的配合

这一类在瑜伽术中较为长见，佛教中的经行、道教传下的太极拳也可以算是这一类的呼吸术。中国许多强调气、内功的内家拳，由于对呼吸与动作的协调要求也比较高，所以也都算是这一类的呼吸术。

纤纤：我看到有人在讲注重吸气的呼吸术时，强调吸气的时间要长于呼气，这是为什么？

王子居：这是错误的。我们在《呼吸术的根本原理》一节中已经讲过，呼气量和吸气量是相对平衡的，这一点是不能改变的，是呼吸的根本性的原理。我们无法强行控制呼气量和吸气量的比例，也不应该去强行控制。一般来说，成年人的呼气量要比吸气量稍大一些，呼气的力量也比吸气的力量更强一些，呼气的时间也比吸气的时间稍长一些。这些都是不应该去强行控制的，因为这是由我们的身体功能和身体情况所决定的，那种吸气时间一定要长过呼气时间的讲法，是错误的。

30 中国自古流传的导引养生

中国传统哲学认为，在宇宙自然和一切生命万物之间，充斥着一种至精至微、无所不在、运动变化的物质实体——“气”。“气”决定和支配着天地万物以及人类生命的存在，并将人的生命同宇宙自然、天地万物联结在一起。人类生命运行的本质存在于“气”的变化之中，正如庄子所说：“人之生，气之聚也；聚则为生，散则为死。”人的生、老、病、死都是“气”的变化的结果。“气”的变化过程决定了人的生命运行，参与人体生命运行的“气”是复杂多变的，分先天气、后天气、元气、宗气、营气、卫气、经络之气、脏腑之气、真气等。气是构成宇宙万物的本体，也是构成人类生命的基本物质，因此，人体养生的关键就是如何养护人体内部的元气。

元气是人类生命的根源，人的形体、精神都是由其决定和支配的。元气损耗，则生命枯萎；元气充盈，则生命旺健。因此养生之道需以养气补气为宗旨。《内经》也认为，先天元气源于父母，为父母之精，根于肾脏，藏于丹田，经由三焦而达全身，推动着身体各组织器官的功能运行，是人体生命活动的基础和本源，决定着人的强弱寿夭。

决定人体强弱寿夭的不仅是先天精气与后天水谷营卫之气的盛衰多寡，还有“气”在人体内的存在状态。气的属性是运动变化的，其变化形式多样，有动、静、凝、散、升、降、开、阖等。元气既为生命之根本，其运动规律也就是人的生命规律。而运动规律又是由元气的阴阳变化决定的。其中动、散、升、开为阳，静、聚、降、阖为阴。养生就是要了解、把握元气活动的规律来达到强身健体的目的，养生要谨遵以下三点：

一是顺时以益气：天地阴阳之气随四时五行变化，因此，养气就要“和于阴阳，调于四时”。

二是谨食以助气：先天元气靠后天摄入的水谷营卫之气得以补充。因此，饮食对于元气的补充有非常重要的作用，和则生气，不调则损气。

三是导引以行气：气贵充盈流动，滞郁则引发病患，通过呼吸吐纳和动作导引可以促进元气流动和机体的新陈代谢。

那么，何为“导引养生”，导引养生又是怎样养护人体的“元气”的呢？“导引”即“导气令和，引体令柔”，是以肢体运动为主并配以心理调节和呼吸吐纳调节的中国传统健身方法。导引养生具有四个特点：一是治病与健身相结合，如通过“摇头摆尾”的动作导引可以达到祛除“心火”的疗效；二是肢体运动与呼吸吐纳相结合，呼吸吐纳是一种以呼吸促进人体气血运行的养生方法，而肢体运动同样也可促使气血循经运行，两者协调配合是导引养生的一大特点；三是肢体运动与心理调节相结合，通过心理和呼吸的调节可以使人外动而内静，从而使肢体动作动静相兼、松沉自然，调身、调息、调心的协调配合是导引养生的又一特点；四是象形仿生动作与肢体运动相结合，导引养生中的很多动作都或来源于生活实践，如“开弓射雕”“拔马刀”等；或来源于自然界模仿动物行动特征，如五禽戏等。

导引养生在我国的历史源远流长，最早可以追溯到5000年之前。据《吕氏春秋》记载，早在尧帝时期，洪水连年泛滥，人们长期生活在潮湿阴冷的环境里，许多百姓患上关节凝滞、肢体肿胀等疾病。于是人们“故作为舞以宣导之”，以“舞”这种运动来舒展筋骨肢体，使身体气血通畅，以通利关节，达到治病养生的目的。这种被称为“大舞”的舞蹈与后来导引术的产生有着密切的关系。

我国考古工作者曾在青海省大通县孙家寨发掘出土了一个距今约5000年历史的彩陶瓷，陶瓷上生动地描绘着这种古老中国的舞蹈：人们手拉着手，面朝同一方向，动作协调一致，舞姿优美，形态逼真。近年考古工作者于云南省临沧地区的沧源佤族自治县，发现于一批新时期的岩画，其中亦有舞蹈形象，这些都为现代保健气功中的某些养生动作提供了佐证。

我国第一部医学典籍《黄帝内经》中指出：“中央者，其地平以湿，天地所以生万物也众，其民食杂而不劳，故其病多痿厥寒热，其治宜导引按蹻，故导引按蹻者，亦从中央出也。”唐代王冰对此解释为“导引，谓摇筋骨，动肢节”“按为折按皮肉，蹻为捷举手足”，他认为导引就是对人体筋骨的锻炼和按摩。晋代李颐则把导引注释为“导气令和，引体令柔”，认为导引就是使气息和顺，肢体柔活。而唐代慧琳在《一切经音义》中提道：“凡人自摩自捏，伸缩手足，除劳去烦，名为导引”，他认为自我按摩也包括在导引之内。综合古人的解释，导引包含了导气、引体、按跷等内容。虽然不同的人各有侧重，解释的内容也不尽相同，但都一致认为导引具有伸展肢体、宣导气血、防治疾病的保健养生作用，是一种主动性地对肢体和精神的自我调节、自我补充、自我增强的锻炼手段和方法。由此可见，导引就是以肢体运动为主，同时辅以呼吸吐纳的运动方式，是健身气功的重要源头和早期形式。

早在春秋战国时期，导引就已经成为一种普遍的运动健身方式。《庄子·刻意》中提道“吹呼吸，吐故纳新，熊经鸟伸，为寿而已矣。此导引之士，养形之人，彭祖寿考者之所好也。”先秦时期的导引术较为简单，可见于文献的仅“熊经鸟伸”等单式动作。到了秦汉时期，导引术有了很大发展。1973 年，在长沙马王堆西汉墓中发现的一幅珍贵的帛画《导引图》中绘有 44 个形态各异的运动人物，包括伸屈、体侧、腹背、转体等动作。既有立势、又有坐势；既有徒手动作，又有配以器物的动作，许多动作都是模仿动物形态而来的，如“鹞背”“龙登”“沐猴灌”等；也有配合动作呼吸吐纳的，如“仰呼”等，部分引导术势的图旁还标注有该式所治病症。从帛画中也可以看出，每一术式都是单个动作，尚未形成势势相承的套路术式。到了东汉末年，华佗在前代导引术的基础上，创编了势势相承的《五禽戏》，开创了导引套路术式的先河。五禽戏是模仿虎、鹿、熊、猿、鸟五种动物的形态而创编的一套自我保健的导引术。《五禽戏》的产生，标志着导引术开始从单个动作术式向套路术式发展，同时也为健身气功的发展奠定了基本模式。到了东汉以后，健身与气的结合得到了进一步发展，产生了很多优秀的功法，如《诸病源候论》所载导引法有二百六十余式，用于健身、治疗内、外、妇科等疾病。在南北朝时期，名医陶弘景所著的《养性延命录》、明代周履靖的《夷门广牍·赤凤髓》、清代曹无极的《万寿仙书·导引篇》和席锡蕃的《五禽舞功法图说》等著作中对导引也有大量的图文并茂地记载和反映。这些健身动作基本上都来源于劳动人民日常的生产、生活实践，和对大自然万物的观察，经过长期、反复的证明最终得以记载、流传，还有些动作是根据中医学理论专门设计的，是我国古代劳动人民的智慧结晶。

31 动静均衡的太极圆

除了佛教的经行是理想的保健养生运动之外，中国的太极拳在身、息、心三者的调和方面也有突出成效。

养生之道在于调养生息，运动锻炼时讲求有动有静，动静相兼，动静不可偏废其一，身、息、心三者协调互补。只有这样，才能使人体的“神形”协调，使人们在日常生活中工作、学习消耗的体能或造成的伤病获得补充与修复。形体的动主要练人的筋、骨、皮、肉；而形体的静则主要调养人赖以生存的物质能量，即精、神、气。中国的太极拳在实现调节人体的阴阳平衡从而达到防治疾病、健身延年、开发潜能方面是非常行之有效的。

太极拳有动有静，动静结合，既调身，又调息和调心。而且由于人体的各个关节是由关节面、关节囊、关节腔三个部分组成的。人体关节活动时的运动轨迹都以弧圆形为主，而太极拳的整套动作也都由大小不同的弧形组成，这种弧形动作恰与人体的关节构造达到运动与生理功能的统一。太极拳的动作缓慢柔和，因此，对全身关节都可起着按摩、滑利的作用，可以促进血液循环，特别适合有关节炎的患者锻炼。另外，坚持打太极拳还可以增强体质、预防疾病，并能治疗多种慢性疾病，巩固疗效。

太极拳的特点是先气后力，所以他是最不耗力、神、气，又最能养精、气、神的运动。

对于一般人来说，都喜欢练习一些特定的动作。在武术中，讲究特定动作是可以的，但对于养生保健来说，讲求动作的标准并不重要。太极拳以圆为特征，在运动中，你只要记得一件事，不停地画圆就行了，而不必计较做什么样的动作。从双手开始，两手翻转画圆，然后到两臂，翻转画圆，再到步伐翻转画圆，还有腰部做画圆运动，只要是保持了圆，就保持了太极的精髓。

另外，先吸足气，气充满后，缓缓运动。在运动中凝聚注意力，即神，在精神的指引下，在气的鼓动下，使肢体按照圆这个规则动起来。当然，你不必苛求你画的圈有多圆，只要你觉得圆就行了。

32 散步的升级版——经行

佛教弟子由于要食素并且乞食，往往营养不良、饥饿而导致身体状态很差。于是佛陀传下了许多健身强体的方法，其中经行便是佛陀教给弟子的一种有效强身方法，为了养身、散除郁闷，旋回往返于一定之地的运动就叫经行。经行是佛教术语，类似于我们平常的走路，但是又与一般的步行有所区别。

1. 快步经行

快步经行是最为流传的经行法之一，其实质就是现在所提倡的加速跑。与之不同的是，在佛教中强调绕圆行走。对于身体正常者来说，快步经行是很好的健身之法，古代称之为“跑香”。其方法是按顺时针方向右绕而行，右臂摆动，同时左臂甩动，摒弃心中所有杂念，只顾走，越走越快，身体的精气神得到充分发挥，对于强身健体十分有利。这种方法不宜在室内进行，也不宜在小的运动场所进行。

2. 慢步经行

慢步经行的方法有多种，但慢步经行有一个条件，不要东张西望，也不要看任何人，就看自己这一念之心叫他不要乱，叫他不要动。

慢步经行做法也很简单，一般采用以下两种方法：

第一个方法，就是注意自己足的一起一落。我们走路有三个步骤：起、进、落。注意脚的起、进、落，心就不乱，心就一直地安住在这里不乱；这个方法是能治病的，能治疗我们身体上的病痛。

第二种方法，就是全身自然放松，将重心置于脚上涌泉穴即脚心处，右手轻轻握成拳状，左手轻轻抱住右拳，置于腹前约10厘米处，脚要分阴阳虚实。当将全身重量置于左脚时，心念要集中于左脚的前掌心涌泉穴处，这时左脚是全虚的，而右脚是全实的。将右脚轻抬自然跨步向前，身体重心由左脚慢慢地转移至右脚，这时心念也随之专注于右脚，然后右脚变成全实，左脚变成为虚。这样循环往复，便形成经行。

由于经行是注重身体动作、心念意识、呼吸之间的协调和配合的，所以经行既是一种导引术，也是一种呼吸术。

33 眠中气和子午气

睡眠的好坏，按身体各个器官的需要来讲，是以 23 点到凌晨 1 点最关键，其次是 21 点到 23 点、凌晨 1 点到 3 点。

在中国的古老养生和医学传统中，子午觉是很重要的，尤其是子夜这一个时辰的觉，更加关键。因为在古人的认知中，子夜是“诸血归心”的时刻，对我们的心血管系统的恢复可谓是至关重要。

正常的来说，这六个小时就够保证人体的元气了，再加上午睡一个小时，人一天就可以保证七个小时左右的睡眠。

按现代医学讲的人体睡眠需要 6 ~ 8 个小时来说，顶多再延长两个小时，到早晨 5 点，人的睡眠便足够了，再多睡就反而会对身体不利了。

人体的天然的功能，一般是在九十点钟会有一个犯困期，这时候入睡是最容易的。而一旦错过这个时间段，那人体就会异常的亢奋，很难再顺利进入较高质量的睡眠。

所以最好的睡眠安排应该是在 20 ∶ 30 左右开始进行睡眠准备，21 点之前躺下，进入睡眠状态。

至于起床时间，3 ~ 5 点起床对多数人来说都是一件比较困难的事情。但事实上，3 ~ 7 点，我们的身体可以吸入质量最好的空气（中医学的观点认为这个时候是阳气开始初生的时间，当然是在室内，也有说法认为日出之后的空气最好）。如果这个时间段我们依然在贪眠，那我们就无法吸入一天中最重要的空气。这对我们的身体是弊大于利的。通常我们都会觉得，早起的人精神要比晚起的人好，其中一个重要原因就是晚起者通常睡眠时呼吸不充足。于是就需要早起这个时间段继续睡眠，结果使得早起时间段这最好的空气也白白浪费了，那么白天精神不好也就是必然的了。

对于晚睡晚起的人来说，这个问题就显得更为严重了。可以说，23点是我们健康入睡的红线，错过了子时这个睡眠最重要时段，我们就不要奢望能有良好的睡眠。

即便是一个擅长呼吸术的人，他能够在睡眠中保证充足的呼吸供给，也摄入足够保证第二天精力的氧能量，但他如果不按时睡眠，他依然难以保证身体各器官的良好休息。因为身体的每一个器官都有自己最佳的休息时段，错过了是难以弥补的。

但多相睡眠法（达·芬奇睡眠法）和呼吸术却可以帮我们做到每天睡得更少一些。所谓多相睡眠法就是一天睡多次，但每次的时间都很短。有一些人认为多相睡眠法不科学，他们认为人类应是两相动物，夜晚睡觉，白天活动。事实上，多数哺乳动物都是多相睡眠的，而人类的最初，在处于婴儿期和幼儿期时，采用的也是多相睡眠。而当我们失去一定的环境条件时，如没有外界联系，不知时间，或者见不到光，我们也会采用多相睡眠。所以，说多相睡眠有害身体健康未必正确。

而事实上，呼吸术锻炼到一定程度，即可起到多相睡眠的作用，可以更大程度地促进我们的元气恢复和精力饱满。

前面已经讲到，睡眠中的呼吸很重要。那么，该如何保证睡眠中的良好呼吸呢?

首先是卧姿要讲究。

如果以每个人平均每天睡眠八个小时来计算，那么人生就有1/3的时间是在睡卧中度过的。如果没有采取合理的、有益健康的睡法，那就等于有1/3的时间你都在损害你自己的健康，你白天锻炼一两个小时以期增进健康，晚上却用八个小时来损害健康，你怎么能得到真正的健康呢？所以说，正确的睡眠方法对于健康是至关重要的，可以说，它对于健康的重要性超过体育锻炼，也超过你所采取的任何一种增进健康的行动。睡眠，本身就完全可以给人身心以足够的休息和补给。但是，不正确的睡眠却又完全可以损害一个人的健康。那么，在睡眠中，什么是最重要的呢？是卧姿！

1. 仰卧——耗费元气、混乱精神

中国古代对睡眠姿势的要求是："偃勿如状，仰勿如尸。"是说不能脸向下趴着睡，也不能脸向上直挺挺的像僵尸。《礼记》的要求是："寝不尸"，不能仰着向一具僵尸。

仰卧不是一种好的卧姿，它的缺点主要在四个方面：

（1）.气息上，仰卧令人短气，令呼吸不深沉，致使气息在深入睡眠后，凝结于身体上部。尤其是从事脑力劳动，较少体育锻炼的人，采取这种卧姿有时会令气息凝结耳部，导致耳鸣。还有一点非常明显，就是凡习惯于仰卧的人，大多数在进入深度睡眠时口是张开的，所谓："口开神气散"，精气神因此而泄漏。主要是在这种卧法下，呼吸系统的风大不能有效的鼓动肌体，从而使精气不能保持充足。由于仰卧令气息不能通达下体而在上身郁结，导致在早起时，一些气短、胸闷、肾气不足有耳鸣现象的人。如果贸然起身，郁结的气息会上冲脑耳，时间长了，会令脑部气血淤积，直至脑出血等。所以如果早上醒来时发现自己是仰卧的，不要立即起身，应当转身右侧卧，过几分钟之后，乃至十几分钟之后，等气息散开了才起床，这样效果较好。

（2）.仰卧对精神有负作用，当然这种负作用主要是气息不畅造成的。仰卧令人思绪混乱，多梦，而且梦想颠倒无序。在睡眠中做过多无益的思维，从而消耗较大精力。仰卧有时令人入睡较快，这也要因人而论。仰卧虽然对一些人来说较易入睡，但仰卧更容易令人疲倦昏沉，丧失朝锐之气，

不易醒来，醒来也会困倦。

（3）. 仰卧的坏影响还在于腰背上。这种方法睡眠时腰下悬空，导致腰部的重量没有一个承受之处。承受这种重量的任务就完全落在了人的腰部了。时间久了腰肌劳损，伤及筋骨都是很自然的。要知道腰部的病是很难治疗的，现代的医学对这一方面还很无效。对于司机以及整天坐着的一些人，如打字员等，容易患腰肌劳损的人或已经有腰肌劳损及其他腰部疾病的人来说，这种卧法是一定要避免的。同样的，这种卧法对于无能力控制性欲望，导致性生活无度的人来说，也是一定要避免的。

（4）. 仰卧还有一个坏处是不适合有梦遗现象的患者。因为衣被，尤其冬天的衣被对性器官的压迫力较大，容易产生冲动。而且在这种卧法下神思昏沉，更不能及时地醒来，导致梦遗，时间久了，对身心都是一种伤害。

2. 俯卧——压迫胸腹、影响心肺

俯卧也是一种不好的卧法，俯卧是一种不美不雅的卧法。在这种卧法下，上肢的处理成为一个难题。因为人的骨架生长结构是稍稍前凹的，这导致整个上身悬空，处处都是重心，都由人身承受。而手臂无论放置何处，人的身体都不能很舒适。

俯卧尤其不适合于幼儿，因为在这种卧法下，难免会让一边的腮部承受头部的重量。久之，牙被挤偏了，一个人长大之后，没有一口整齐的牙齿，不能说不是一种遗憾。而不正的口腔又会影响一个人正确的发音，真可谓是失此又失彼，所以这种卧法也不宜提倡。

在腹痛的时候采取俯卧，可以舒减疼痛。

3. 右肋卧与左肋卧——最佳与最坏的姿势

卧的姿势虽有多种，但以一种最为科学，那就是佛教中强调的狮子卧，也就是右肋卧。这种卧法最能利益身心。佛陀对狮子卧法极为重视。大藏

经中有一卷经专门劝导弟子们效法狮子，采取这种卧法。右肋卧的好处要与左肋卧的坏处对比着来说：

（1）. 都知道心脏是在左面的，左肋卧时心脏在下面，承受的压力较大，所以左肋卧的坏处不言而喻——对心脏不好。因为心脏不好，就会影响全身的血气，所以进一步就会对全身不好。而右肋卧的好处也就明显了，对心脏好，因为心脏在上面，承受的压力小，就能更好地工作，进而就对全身有益。

（2）. 我们知道在左肋卧时胃是悬空吊着的，所以这种卧法对胃极不好。尤其是在吃得较饱乃至很饱的时候，采取这种卧法对胃尤其不好。有些人有吃了午饭就睡午觉和习惯，如果不注意而采取左肋卧，时间久了，是会得胃病的。

右肋卧还有一个优点就是这种卧法乃是所有卧法中最优雅的一种卧姿。有一位老太太在卧佛寺中见到这种卧法后认为很好看，于是没有人教她，她自已就采取这种卧法了，并且以她的经验能治失眠，她的方法是，当睡不着时采取这种卧法，心念阿弥陀佛，过不了多久，自然而然入睡。

右肋卧简单而言，它有下面的好处：

（1）. 容易入睡。（2）. 容易醒来，坚持这种卧法久了的人，想要在几点醒，就会在几点醒，不须要借助闹钟的提醒。（3.）精神清轻。（4）. 身体调和。（5）. 气息顺畅悠长。（6）. 少梦更少噩梦，睡眠中较少胡思乱想。（7）. 避免遗精。

【狮子卧法】

对于狮子卧法，我们有明确的标准可循，只要到寺院中瞻仰一下卧佛像，就知道狮子卧的标准姿势了。

（1）. 以右肋着席。

（2）. 身体稍微倾侧（上半身），头部着枕点一定不能在太阳穴以前，要用偏近后脑的硬骨部位着枕。因为太阳穴及耳周十分敏感，此部位着枕容易引起种种病痛，如牙痛等。

（3）．右腿在下直伸，左腿稍屈，膝盖覆于右腿膝盖之前，不以膝盖压膝盖，以安适为准。

（4）．足足相累。

如果你想用最少的投入获得最佳的健身效果，最好采用右肋卧。坚持右肋卧，健康在不知知不觉间离你越来越近，而病痛离你越来越远。

如果你希望你健康而又在卧姿上随便马虎，那么病灶就有更多机会在你的身体生长扩大，你希望健康的心愿要实现会加大难度。

4. 犬卧——最佳卧姿的变通

古人有这样一句谚语："修道不修道，学个狗睡觉。"犬卧是古人总结出的有益身心健康的卧法。犬卧是右肋卧的一种变式，因为坚持标准的右肋卧对于大多数人来说是较困难，不易完成的，所以可以借用犬卧来调节一下。犬卧，顾名思义，是效法犬的姿态的一种卧法，我们可以通过观察家犬的卧姿得到感官上的认识。这种卧法的具体做法是：以右肋着床，两臂自由伸展，两腿可以任意角度自然弯曲，身体不必与床保持垂直，可以稍向前倾。犬卧的姿势相对比较自由，不是最理想的卧法，用于在久持右肋卧感觉疲劳时稍事休息调整。由于犬卧身体前倾，四肢自由，比较容易做到，也可以当成是右肋卧的预备姿势。

5. 胎儿卧

关于胎儿卧可以参见前面的相关内容。

6. 其他睡姿

我们有时候无法采取卧姿来睡眠。比如说出差在车上有时歪倚着坐子而睡，或者说没有床的时候有些人伏案而睡。这些睡姿对身体都是无益的，坐着睡尤其不好。因为这会给你造成一种习性，致使你如果修习坐禅的话，会在不知不觉中睡着。虽然不是每个人都决心学习坐禅，但为将来坐禅有个好基础，绝不要坐着睡。伏案而睡就更不是一个好姿势了，这样子压迫胸部，影响呼吸，而且不利于消化能致使胃中的气上逆，所以，不应伏案而眠。

7. 睡眠姿势的调整

由于在睡眠中，姿势的变换通常是非理性的、随意的，从而无法保证不在睡卧中采取仰卧和俯卧这样的姿势。所以有必要作一定的努力，来保证睡眠姿势的正确。方法有：（1）. 作意（睡前作此意）。我应当一整夜采取右肋卧，不论是胎儿卧还是犬卧，总之，不能用仰卧。（2）. 睡前静心。睡前的静心对于睡眠的质量是极为重要的，如果在睡眠前思虑过多，并且兴奋，那么就会翻来覆去睡不着。而睡前的静心、禅定，却可以有效地抑制精神的兴奋，使心意识专一、宁静，从而可以使身根安静，不但可以深度睡眠，也可以保持姿势较少变化。

8. 特殊情况下的姿势

睡眠姿势也要随人随情况改动。如幼儿应经常变换姿势以防止未完全骨化的头部因太多采用一种姿势而变形。而孕妇可以采取左侧卧，可以防止仰卧时增大的子宫压迫腹部大动脉，并防止右侧卧可能引起的子宫右旋转而压迫下腔静脉，从而不利于胎儿的发育和分娩等。

当人生病时，因为特殊病情，睡眠姿势也不能机械地强求一致。如严重心脏病伴有心力衰竭患者或支气管哮喘发作时的患者，只好采取半卧位或半坐位，而肺部和胸膜疾病患者，一般应采用患侧卧位，如右肺有病，就用右肋卧，这样可以使健康的肺正常呼吸。

第三章

Chapter 3

呼吸——生命的不可暂舍

01 呼吸是生命的根本要素

如果你每分钟呼吸 12 次，那么，在过去的 24 小时里，你已进行了 17280 次的呼吸；如果你每分钟呼吸 20 次，那么在过去的 24 小时里，你已进行了 28800 次的呼吸。在整个生命历程中，如果你能活到 100 岁，每分钟呼吸 20 次，你可能将这个数目增加到 1051200000 次之多！而这么多次的呼吸是不可以有间断的，它必须连续不停，可以说片刻都离不得。

人类一旦缺乏氧气，身体里数以亿计的细胞就会发生病变。细胞时时刻刻需要氧气，肌肉组织也需要氧气燃烧燃料来产生机械能，从而进行肢体活动。肢体活动量越大，需要的氧气量越大。而大脑也需要氧气来保持各项功能的正常运行，脑内缺氧 3 秒钟，就会失去意识，缺氧 3 分钟，脑细胞就会死亡。如果我们的心理活动、思维活动增多，需要的氧气就会相应增多，而且，我们动脑思考所消耗的物质也主要是氧气。所以，我们身体的活动和意识的活动都离不开呼吸。

呼吸是维护生命所必需的，而且呼吸方式必须要正确。只有正确的呼吸才能够起到保持健康和治疗疾病的作用，而错误的呼吸则会损害人体器官功能，导致细胞变异，产生疾病。

当你正确呼吸的时候，你实际上是在足额足量地为身体提供所需要的营养，让身体的各个器官都获得必需的补给。即使你吃了天底下最好吃的食物，最有营养价值的补品，最全面的维生素，可如果没有被运送到细胞，没有同氧气结合，那就很难被身体吸收或者仅仅部分地吸收。身体必须有效地发挥氧气的作用，而你必须协助身体进行有效的深呼吸。

正确的呼吸能使人充满活力。打个比方来说，当用风给火增加氧气的时候，火会烧得更旺，因为氧气有助燃的作用。同样的事情也在身体里发生。当细胞工作的时候，会燃烧体内的能量，而氧气就可以推动我们的能量更快速更有效地燃烧。充足的氧气供给可以让细胞更加活跃，人自然就会感到精力充沛。

呼吸还影响着淋巴液的运输。淋巴是免疫系统最重要的成员之一，它可以保护我们的身体不受细菌和病毒的侵害。我们的身体有两种方式可以活化我们的淋巴系统——运动和呼吸。呼吸可以加快淋巴的排泄速度，以便快速排出体内的死亡细胞、血蛋白和其他有毒物质。如果这些毒素排不出去，人体内就会有很多细菌旺盛地繁殖，这些细菌将会导致我们生病。

我们从出生到生命结束，呼吸贯穿生命的始终，是与生俱来的本能，它的地位独一无二。我们许多健康问题之所以发生，就是因为我们忽视了呼吸。瑜伽学的观点认为："一个只是半呼吸的人，他只是半活着。"足见瑜伽学者对呼吸于身心健康乃至个人能力的重要性有着和常人不同的见解。

人体可以储备脂肪和热量，但不能储备氧气，因此必须时刻吸入新鲜空气。由于这一运动不能停止，所以呼吸质量在第一程度上决定人的身体健康质量。可是在现实生活中，我们大多数人吸入的空气只有肺活量的1/3。可以这样说，一般人的呼吸质量只有本应达到的1/2甚至1/3。而对于那些呼吸方式不正确的人来说，其呼吸质量只有本应达到的1/4甚至1/5。这样，其身体质量也就远远达不到最佳状态，因而往往处于亚健康状态中。

提升身体质量第一要务就在于，对肺活量进行最大限度地利用。说白了就是，尽可能充足地为身体提供急需使用的氧气，尽可能大量地排出体内急需排出的废气。

我们经常接触到这样的事例。患同样疾病的人，有些很快就能痊愈，有些则日久不愈。而医学检查证实，他们的机体器官功能相差无几。关于此中的差别，有人认为是免疫力的问题，有人认为是胃气的问题。而医学专家则认为，这与他的呼吸方法大有关系。为此对比过患者的痊愈速度，结果证实，大多数呼吸方式较好，呼吸悠长的人，痊愈速度快。而日久不愈的人，大都呼吸方式不好，以肩式呼吸、喉式呼吸居多。而且他们中许多人都有不同程度的心理问题，如心情抑郁、脾气暴躁等。心理抑郁的人，呼吸浅而轻，有时甚至会忘记呼吸，脾气暴躁的人，呼吸急促而短浅，这些人痊愈起来就非常慢。我们还观察到，做同样的工作，尤其是体力工作，那些极富持久力，较少有吃力感的人，都采用腹式呼吸或胸腹联合呼吸。而有些人工作不久就上气不接下气，这些人平时都是采用肩式呼吸或锁骨式呼吸。另外，医学专家对不同人进行的调查测验表明，那些免疫力强，工作上有耐力、持久力，对生活和工作都很乐观的人，其呼吸都比较深长。

呼吸不仅仅影响着机体健康，而且对人的心理也有影响。观察到的抑郁症患者大都呼吸短浅。只要一个人心情抑郁，那他的呼吸必然短浅甚至会出现呼吸暂停。有些深度抑郁者在白天也会出现呼吸暂停，其中从事脑力劳动者尤甚，他们时常因为陷入深度思考而暂停呼吸。许多有关调查结果都显示，呼吸浅短的人比呼吸深的人更容易受到周围人或事的影响，从而心神不定，情绪不稳。许多人会有神经质的感觉，容易过度敏感，许多呼吸短浅的人每天都感到疲惫不堪，百病丛生。而且在心理层面，感觉自己的生活是暗淡无光的。

蕴：在进行呼吸锻炼的时候，总是昏昏欲睡，怎么办？

王子居：这样的情况，你可以：（1）. 将注意力集中于花枝、花朵、一盏灯或一枝香的明点。（2）. 将注意力集中于鼻尖、顶门、发际、眉心这四处。

02 长寿就是呼吸悠长

我们知道：生物界中呼吸愈沉愈慢的动物，寿命愈长；相反，呼吸急促的动物，寿命就短，以鼻尖式呼吸等呼吸术来放慢频率，是个好处多且简单的养生之道。其实，这个道理古人早在数千年前就发现了。

有一本书中这样记载："在日本，不老的长寿者称为'长生'。"所谓'长生'，意指'将气息吐得很长'。呼吸浅，情绪不稳定的人，很少可以长寿；焦躁、无法镇定的人，也大都如此。在自然界中，脾气暴躁的猴子，呼吸频率极快，所以寿命不长；而鹤与龟则以缓慢、温和的长息呼吸法呼吸，因此寿龄极高，自古以来皆称为"千年鹤、万年龟"，足见其呼吸方法是其长寿的关键之一。长寿与长息之间的密切联系，是不容置疑的。

长寿就是气息长的观念，并非源自日本，而是源自印度，源自印度的瑜伽。

瑜伽中有许多关于呼吸长短决定人的寿命长短的说法。瑜伽学说认为，我们一生的呼吸量是有一定限度的，如果呼吸快，可能在 30 岁就把呼吸量耗完了；相反，如果呼吸缓慢，犹如在品尝空气的人，可能过 70 年才把呼吸量用完。所以，在古老的印度及西藏的瑜伽师中，流传这样一个观点：你若想年轻不老，只有一个秘诀，那就是尽量拉长一次呼吸所耗的时间。

从物理空间容量来看我们的呼吸，许多看不出的问题就会一目了然。普通人的物理肺活量，有 3000 ~ 4000 毫升。可是当我们进行呼吸时，一次所吸的空气量仅 350 ~ 500 毫升，也就是说，我们只利用了呼吸系统约 8.75% ~ 16.6% 的容量。而 83.4% ~ 91.25% 的肺容量没有被利用，处于闲置状态。而这正是我们要学习并运用呼吸术的原因所在，我们要将呼吸的能量用得更充分一些。

肺容量之所以闲置那么多，并不是由于我们的肺需要空闲一点，而是我们对肺的利用远远不够。想明白了这一点对于改变我们的错误认识是非常重要的。我们的生理构造本身就已经决定了，身体需要肺每次提供接近3000～4000毫升的新鲜空气，可是我们每次只提供了350～500毫升。而且还有一个非常重要的事实需要我们重视：这些空气往往不是新鲜的。由于工业污染，以及厕所的臭气、厨房的秽气、被褥的秽气等，令这些有限的空气不但不足，甚至起了反作用。所有的问题都在这里出现了，我们的肺一直处于饥饿状态，而我们的胃则一直处于过饱的状态，我们不肯拿空气去填满我们的肺，而是拿食物填满我们的胃。结果我们的胃消化不了，身体内毒素堆积，而肺得到的空气量并不能敷身体之需。中医认为，肺主宣泄，也就是排毒，肺得到的空气与胃得到的食物应该有一个适当的比例。结果，大多数人做了这样一件事，让进毒的胃得到了更多的毒，而排毒的肺缺少了更大数目的排毒物质。这就是呼吸短浅为什么如此可怕的原因。

现在很多医学类、健康类图书都在强调吃，好像你吃好了就什么病都能治了一样，这是非常片面、非常不科学的。电视台也抓住了观众的心理，专门挑选简单好学的一些简单知识，然后进行各种包装，目的只不过是为了增加收视率，而观众和读者学了之后，效果就真有那么好？

本书的观点是，呼吸不好，你吃得再好身体也很难好。因为当呼吸不好的时候，你的胃不但不能将营养有效地输送到它们该去的地方，反而会将过多的食物积累成毒素。这个逻辑其实很简单：呼吸不好，你的气怎么会好？你整体的气不好，你的胃气又怎么会好？你的胃气不好，你吃得再好又有什么用？相反，你的营养越好，你的胃积累的毒素反而越多。

想要吃得好，你就得胃气好；想要胃气好，你的呼吸首先得好。

所以我们在本书中提倡，真要养生，真要健康，别去搞什么“一二三四”。

你的当务之急是调节自己的呼吸，调节好了呼吸，“一二三四”才有用，调节不好呼吸，甚么养生妙法也白费。

我们的祖先早已注意到呼吸与生命的关系，他们这样形容呼吸的理想境界：“吸气绵绵如春蚕吐丝，呼气微微似月影飘移。”应当说，古人对呼吸的研究是非常科学的。他们总结的慢、细、匀、长、微的境界，甚至他们推崇的“若有若无”的极限境界，都是建立在多年的实践经验之上的。应当说，古人对呼吸的认识比我们要深刻得多，他们认为呼吸是生命的根本，是人身的枢机，人凭借呼吸而生存。他们穷终生之力实践呼吸之学，总结出的胸式呼吸、腹式呼吸、体表呼吸、胎息、屏气呼吸……其中，道教的胎息、佛教的禅定调息、瑜伽学派的瑜伽呼吸以及中医的阴阳五气调息及导引之学，都各具哲理和特色，自成体系，博大精深。

古人和生物学说已经共同认定，放慢呼吸是延长寿命的关键所在，你只要根据自己的生活环境和体质状况，放慢呼吸，你就可能活到生命所赋的自然寿限。如果你不能延缓呼吸，那么，无论你进食怎样的营养品，无论你多讲卫生，无论你如何按时休息，无论你怎样四时调摄，即便你是全世界最好的养生家，你也不能实现长寿的愿望。

在这里我们请你不要小看这个放慢呼吸，虽然这四个字非常普通，但其背后隐含的原理是非常深厚的。你只要试验一下就知道，你不可能在不增加呼吸深度的情况下放慢呼吸。一个人只要放慢呼吸就必然会增加呼吸深度，你用喉式呼吸是不可能慢呼吸的，你用肩式呼吸也不可能慢呼吸，只要你将呼吸有意识地放慢，你就必然回到至少是腹式呼吸上。同样的道理，也只有腹式、胸式、胸腹联合式、全方位的鼻尖式呼吸才能实现更缓慢的呼吸。所以，对于平时已经习惯于喉式呼吸、肩式呼吸的人来说，放慢呼吸的真实含义就是学会胸式、腹式、胸腹联合式、全方位鼻尖式呼吸。

浩轩：怎样运用呼吸术让肺活量增大？

王子居：不必过于强求让肺活量增大，呼吸锻炼的过程中，肺活量是会自然增大的，如果出于运动的角度考虑，那么想要较快地增大肺活量，可以：（1）.专注于吸气，（2）.经常深吸气，（3）.深吸气后进行屏息。

03 呼吸是自然疗法的首要选择项

在众多的自然疗法中，有人强调运动，有人强调饮食，有人强调调节经络，有人强调饮水……而本书所强调的是一个自然疗法中最根本的方法，那就是呼吸，其最重要的内容则是鼻尖式呼吸。

实际上，呼吁运用呼吸作为自然疗法的路还很远。目前，如果能让大部分人都从错误的呼吸中回复正确的呼吸方式，就已经算是伟大的成就了。

呼吸是人体的一项本能，而且是机体完全自律运作的过程，但事实上，许多人都失去了正确呼吸的能力。对于那些整天坐着，尤其是拘禁在空调办公室中，仅做一点点运动，或甚至不运动的人来说，他的横膈膜和胸肌都变得很虚弱。呼吸肌的自律功能被弱化，这就使得这些人实际上不能实现正确的呼吸。而对于一些心理有问题的人，他们的呼吸也早已不正确了。

在所有自然疗法中，呼吸是最易被忽视的，但它却是最健康的、最自然的疗法的根本和关键。因为我们吸入的氧气看似平常，却可以创造出精力来。就如同火得到流动的氧气会烧得更旺一样！身体里也发生着同样的情况，当细胞正在燃烧热量时，充足的、流动性好的氧气会让热量更旺盛地释放，使我们感觉到充沛的精力！

呼吸方式不但影响着全身的氧气运输量和质，还控制着身体的淋巴液运输，因此，我们的呼吸决定着我们体内毒素的排除。适当的身体运动配合深呼吸运动，可以使淋巴的排泄速度增加 15 ~ 19 倍。由此可见，这是任何排毒方法都无法比拟的，在排毒方面，呼吸是第一方法。

呼吸技巧对于控制疼痛也有明显效果。只要我们专注呼吸，就能从心理上忘却疼痛，从生理上减轻疼痛。如今，越来越多的孕妇，开始学习一种特别的呼吸方法，以帮助减轻分娩时的疼痛。

习惯性的深呼吸对于治疗消化系统的疾病有独特效果，深呼吸还会对内分泌腺产生影响，促使卵巢和睾丸的活动，增强人的性能力。

呼吸对心理尤其是情绪的治疗效果非常明显，至少在目前，呼吸对心理的治疗作用是药物、心理疗法等众多疗法所无法比拟的。深呼吸可以舒缓胸部肌肉，鼻尖式呼吸可以舒缓全身肌肉，并对神经系统有明显的镇静效果。当有人感到紧张或激动的时候，会被建议深呼吸几口气来放松，道理就在于此。

吸烟的人往往说吸一支烟就能提神放松，其实不是香烟使他们放松，而是深呼吸令他们放松。但是靠吸烟放松会给身体健康带来大问题，而深呼吸则不会。

呼吸对于亚健康状态的改善，对于疾病的治疗，是非常广泛和深入的话题。我们说，呼吸是自然疗法中的第一项疗法，我们将在本书中用最后一章来介绍如何用呼吸治病。

小龙女：由于我身材比较臃肿，脸上和身上都经常起痘，所以我比较注重排毒。最开始我是利用水来排毒，我一整天空腹喝水，每周要有两天。后来我吃了好多排毒药，我还按摩，扎针，都只起到了一时的效果。我按照您所说的呼吸法进行了半年，并早睡早起，睡觉时练习胎息，每天静坐专注呼吸，尤其是您讲的用呼吸给内脏按摩。我每天都要进行至少半个小时，我并没有节食，体重却下降了 20 公斤。我现在已经比标准体重低了 5 公斤，身上的痘痘也减少了，尤其是背上的痘原先长得非常多，现在几乎没有了。我从高老师那儿知道了您的这套减肥呼吸法，早睡、裸睡、胎息；静坐时进行内脏按摩，放松皮肤进行更多的皮肤呼吸以吸入更多负离子。我还加上了一些小动作，诸如手指操、按摩足底，我觉得我在深呼吸时肢体会充满动感，然后就忍不住做些小动作。

王子居：深呼吸时忍不住做些动作是肌肉中充满了气感的原因，但这并不是最好的呼吸结果。你在做深呼吸时想动是因为你的注意力不自觉地分了一部分在肌肉上，要避免这种情况你就该时刻关注你的鼻尖。这样，你肢体肌肉中的神经就会更少地受呼吸的刺激，你也就不会忍不住想动了。

当然，对于平时不运动的人来说，肌肉产生想动的冲动是件很好的事情，可以促使他主动运动肢体。

04 天然的抗病能力

人体除了皮肤以外，与体外环境接触最频繁的就是呼吸道了。一方面，我们需要通过呼吸接纳天地间的生命元气，另一方面，外界病毒也是通过呼吸攻击我们的身体。我们的呼吸道需要采取防毒抗毒的措施，它就像一个天然屏障，有效地抵抗着外界微生物对于人体的入侵。

一个成年人，在较安静状态下每天需要将约 12000 升的新鲜空气通过呼吸道吸进肺部，以供给机体生存所需的氧气。自然环境的空气中混杂着许多尘埃、微生物、臭氧等杂质。但由于人体呼吸道的天然屏障和抗病能力，可有效地将这些可能对人体造成危害的物质“拒之门外”，保持机体器官和肺泡处于无菌状态，从而使人体免受致病微生物的侵害。

呼吸道有哪些抗病能力呢？首先，呼吸道具有调节吸入气体温度、湿度，吸附和过滤空气的作用。空气进入鼻腔后，顺气道而行，气道结构弯弯曲曲，时宽时窄，使外界的空气不断与气道壁温暖湿润的黏膜接触而被加温，加湿。因此，经过弯弯曲曲的呼吸道之后，不但空气的温度、湿度增加了，而且吸入空气的流速也得到缓冲，空气中的尘埃、微生物得到过滤、沉积或黏附，吸入肺泡的空气也就这样被净化了。

呼吸道黏膜上的黏液层和黏液纤毛运输系统对吸入空气的净化作用非常大。黏膜上皮层的黏膜细胞和黏膜下层的腺体可分泌一些黏液，这些黏液覆盖在呼吸道表面，从而保护了呼吸道的黏膜细胞。这些黏液还含有许多抗微生物的成分，一些微生物在被黏液吸附的同时便在这些免疫物质的作用下失去了活性。

黏液纤毛运输系统是呼吸道的“清道夫”。在纤毛有节奏地从里向外的运动过程中，沉积在呼吸道黏膜的杂质被黏液包裹，并随之一起被排送到喉部。较多的黏液堆积在一起后，就会形成痰液，再经由喉部的咳嗽反射，被咳出体外。

呼吸道是人体的天然屏障，一般情况下，空气中的微生物、粉尘、细菌和病毒等通过呼吸道进入人体是非常困难的。但是如果我们不善加保护，呼吸道的这扇天然屏障就会遭到破坏，微生物便会乘虚而入，对人体造成危害，引发疾病。所以我们应该在平时注意好好地保护呼吸道的健康，保证我们的鼻腔和口腔的卫生。

另外，如果空气的温度、湿度变化过大，或是空气中的微生物、粉尘、有毒物质含量过高，我们的呼吸道也可能被攻破。在这一点上，我们要注意净化我们的办公环境和居家环境，给呼吸系统提供新鲜洁净的空气。

05 玄妙神奇的“气”

东方人喜欢讲“气”，不只中国人拥有气哲学，印度人拥有气物理。

没有一个中国人不知道“气”，但没有多少中国人能完全地弄懂“气”。

令身体存在的是元气，令人吃得香的是胃气，令人精神好坏的是心气……

人之所以意志消沉，心情抑郁，及其他许多亚健康的状态，都是由于体内气的供给不足，分配不平衡所致。当出现这些状态时，你需利用有效的呼吸法来转换你的气，置之不理将日久成疴，轻则出现疲乏、头晕、焦躁等症状，重则卧床不起。

如果身体中的阴气和阳气获得调和，你看起来就会非常有精神、性情刚毅、意气昂扬、活力十足、喜欢与人为善，甚至可以率性而不逾矩。

其他关于气的词语有神气、精气、谷气、胃气、心气、肺气、肾气……比比皆是。

气不只表现我们的精神状态，也可表现我们的肉体状态。比如我们强调呼气与吸气，气经过的道路称为气管，空气的入口称为支气管，流经体内的道路称为气脉。

气能左右一个人的精神状态，所以一个人的气必须不偏不激，若持气过盛，易因意气用事而失于偏激。我们行事的成败与对气的保养有莫大的关系。中医认为，一个人体内阴气与阳气的调和即是“身心如一”的最大秘诀。

古代许多中国人都相信，气，小而言之，可以支配我们的精神与肉体；大而言之，可以扭转宇宙天体。

相对中国人认识的气，印度的瑜伽理论比较可捉摸一点。瑜伽理论认为，气是宇宙生命力的源泉。宇宙中的最根本生命素称之为“气”，梵语称为普拉那，普拉那充满于宇宙的每个角落，空气、江河、食物……无所不在。但这种宇宙生命之气是形而上的存在，我们无法对它进行量化。

我们不应该把如此宝贵的生命完全归之于“命”，相反，要归之于“气”。每个人若能利用自己的主观能动性，改变自己的行为，就能最大限度地改变人生。而在所有的人类行为中，改变呼吸是最简单，最行之有效的方法，也是最根本的方法。改变呼吸，运用正确有效的呼吸方式，就能改变身体，改变心灵。在古老的瑜伽哲学中，身、息、心三者，是我们整个生命的三大元素，它们互相影响，用呼吸改变身体功能已为现代医学所证实。用呼吸调节心理，改变思考，也已逐渐为医学实证所证明。

在万物之中，只有人能深度思考，所以人类就拥有了改变“气”的能力。

中医所讲的“气”是内在的，中医中的气其实质指的是身体内在的功能，而所有内在的东西必依存于外在，或开启于外在。我们机体内在那玄妙无比的“气”存在一把开启的钥匙，那就是呼吸。在《黄帝内经》中有这样的记载：“呼吸精气，独立守神。”可见，中国古代的医家，其对呼吸的认识是与印度瑜伽学派一致的。那就是呼吸不仅仅是呼吸了空气，而是吸入了天地的精华，列在气之前的，是精，呼吸的功能，先是吸精，后是吸气。

我们知道，身体内有“精”“气”“神”三宝。我们调节这三件宝的有效途径只有一种，那就是呼吸。只要我们掌握了正确的呼吸法，我们就可以很好地保养我们体内的三宝，从而让寿命达到极致。

06 肺：气血凝聚之所

从现代医学的角度讲，肺的作用是气体交换，但在中医看来却不是这么简单。中医理论不会把某一器官单独拿出来总结其功能，而是把人体看成一个统一的整体。肺在人体的位置最高，是脏器中第一个与外界接触的成员，自然责任重大。“肺主气，司呼吸”，肺通过呼吸，把自然界的“精华之气”吸入人体内部，然后把浊气排出体外。肺这一吐故纳新的功能保证了身体维持生命活力所需要的氧气。虽然肺的呼吸功能不会丧失，但如果不加注意随时会减弱。肺功能虚弱的人往往呼吸浅表，时常会感到头晕乏力、精神不振。

肺不仅通着外界的“气”，还通着体内的“气”，我们将这种“气”称为宗气。宗气是什么？它是体内水谷生成的精气。也就是我们常说的“气血”中的气，精神气的气。这个“气”虽然我们看不到，但它却对身体有着至关重要的影响。人体就是气液的循环，其中气是人体生命活力的主宰，液则是维持生命存在的物质基础。也就是说肺掌管着人体的全身之气。

如果中年女性，都快四十岁了还是经常长痘，并且长痘的位置主要集中在脸颊和嘴巴四周。那么就是肺热的表现，说明体内有闷气，没有发泄出来。治疗上可以选用清肺的中药，青皮 10 克、陈皮 10 克、加入 3 杯水，浸泡半小时然后煮开当茶饮用。也可时常按压膈俞穴与太冲穴，若感觉到疼痛就多按压几次，持续一周左右的时间就会见效。如果不愿这么烦琐，也可以实行吐气法。当气平下之后，肺气上升，脸部就变得光洁了。肺热的人还可以按压肺经上的尺泽、鱼际、少商三个穴位，这样做可以疏通肺经，提升肺气。如果我们把肺比作灶，那么肺经就如同烟囱一样，烟囱通了，灶里的火才能烧得旺。所以，当肺气不通时，可采用吐气法。

中医有“肺朝百脉”的说法，意思是身体的血液运行之气，都会经过经脉汇聚于肺，肺可以调节心脏的功能和全身气血的循环。有些孩子体质弱，饭量小，食欲不振，睡眠质量也不好，多半是因为肺里有寒气。肺是一个很娇嫩的器官，寒气很容易入侵，尤其对小孩子。肺里有寒气，会使肺功能下降，这样身体的气血能量不足，又反过来影响寒气的排出，形成恶性循环。肺里有寒气怎么办呢？最好的办法是先增加身体的能量，一般中医通过敲打胆经提升气血，等能量上来了之后，身体就会主动把寒气排出。此时，身体可能会出现一些症状，如流鼻涕、打喷嚏等，这些都是身体在好转的迹象。此时再按压肺经，以及风池穴、列缺穴、尺泽穴与鱼际穴把身上的寒气全部排出体外，孩子的体质就慢慢增强了。

其实敲胆经驱除肺内寒气并不是最好的办法，最好的办法是通过加深呼吸来排寒。据许多人在呼吸锻炼中的经验可知，当以鼻尖为先启动呼吸肌时，只要猛然吸气，受寒者就会感觉整个胸背部有大量的寒气外泄，皮肤上会生起数量非常多的鸡皮疙瘩。有一位瑜伽练习者，由于不爱运动，又终日在居室内，所以经常受寒，身体中积蓄了太多寒气。他在这一方面有非常丰富的经验和体会，学到这一方法的人都会明显感受到身体的寒气在向外排出，对身体的恢复效果非常明显。

在中医看来，肺还具有宣发和肃降的作用，所谓宣发就是发散的意思。肺把身体内的物质进行气化，将没有用的排出体外，有用的散布到全身，供养各个器官组织。宣发还有一个作用就是通过发汗和排泄病邪护卫身体。如果没了这个功能，人体就会出现胸闷、呼吸不畅、鼻塞和无汗等病症。肃降就是下降，肺可把吸进的新气向下散布，并清除肺部和呼吸道内的异物。

肺除了管理全身之气外，还有一个重要的作用就是通调水道。肺有布水的功能，有些人面部干枯，缺少水分，是因为肺的布水功能受到了限制。还有些人身体容易水肿也是肺的通调水道功能减退的表现。要想解决这些问题，就要提升肺气，疏通肺经。当然有时候单纯的养肺并不能解决问题，毕竟肺不是在独立工作。根据五行相克的理论，肺在五行中属金，心属火，火克金，心脏功能不佳也会影响到肺的功能。因此，治病要从源头找起，不能仅仅头痛医头，脚痛医脚这么简单的治疗。

07 会呼吸才会聪明

我们说一个人会呼吸才会聪明，这绝不是哗众取宠，而是被现代科学所证明了的。当然，我们不是说一个人学会了鼻尖式呼吸或腹式呼吸，就能从下愚变成大智。而是说，一个长期缺氧的人，如果利用呼吸手段，给身体供给充足的氧气，他的脑力和智力就会比他的原来状态提高很多。这种精力和智力的提升是建立在他智商的基础上的。许多博学者都体验到呼吸对脑力的重要作用。

1. 脑是人体最大的氧气消耗者

氧气经由呼吸道进入体内，再由血液循环运往全身各个器官，作为脑部活动及人体运动能量的来源。脑部氧气的消耗量不仅大于全身肌肉对氧气的消耗而且也是全身所有脏器、组织器官中最大的氧气消费者。人类的脑部只有 1.4 千克，仅为体重的 2% 左右，然而对氧气的消耗量却占全身总消耗量的 25%。如果心脏停止跳动，血液停止循环，脑部功能就会瞬间停止，人体立即陷入意识不清的昏厥状态。此外，如果我们所呼吸的空气中没有氧气存在，由于血液内无法保有氧分供应体内细胞，也将招致丧失意识的危险。所以说，我们平时说一个人头脑清楚，是因为他大脑氧气供应足，而智商的问题跟生理密切相关。

2. 头脑迟钝的原因之一是脑部缺乏氧气

脑是支配生命机体的控制中枢。约有 145 亿个脑细胞需要消耗氧气，而且脑部不论在活动还是处于静止状态其所消耗的氧气量都比较大，这和肌肉耗氧的方式截然不同。通常一天供给脑部使用的必要氧气量所需的血液循环量约为 2000 立方分米，约为人体血液总量的 400 倍，相当于 10 桶石油的量。假使脑部发生供氧不足，就会引起脑部功能的重大损害。如果氧气供给中断，脑部活动将会立即停止，供氧中断持续 30 秒左右，脑细胞开始将遭到破坏，持续 2 ~ 3 分钟脑细胞将严重坏死。所谓的植物人就是脑细胞在皮质部坏死，如果进行至脑细胞髓质坏死的话，就是所谓的脑死亡。除此之外，当人体内动脉血的氧饱和度下降至 85% 时(正常值为 90% ~ 95%)，就会造成思考集中性下降、细微的肌肉协调运动减退。人体一氧化碳中毒的原因就是由于一氧化碳对血红素的亲和力是氧的 200 ~ 300 倍。一氧化碳和血红素紧密结合后，导致血红素丧失氧气的搬运作用，从而引起血液中的严重缺氧现象。一般空气中一氧化碳的含量达

0.1% 即可致人于死地，一小时内意识丧失，4 小时内致命。

如果一个人想让自己的精力达到最旺盛，让自己的脑力达到最强盛，让自己的智力达到最高状态，那他就要保持深度呼吸。聪明人不是天生聪明，是天生就会呼吸，只有会呼吸的人才能聪明。

另外，心念集中的鼻尖式呼吸，能改变一个人的脑波运动频率，从而改善思维方式。深沉宁静的鼻尖式呼吸，在让肌体彻底放松达到最佳状态的同时，也让心灵达到最佳的状态。脑细胞在鼻尖式呼吸下，能最大限度地被激活，并保持最佳的运动状态。许多脑力劳动者在静坐下来思考时往往灵感涌现，就是这个原因。

08 呼吸、脑电波、神经系统

为什么我们来到海边或森林中时，忽然觉得呼吸畅快起来，连头脑都变得更清醒，而精神也变得好起来了？这是因为呼吸既能供应身体必需的氧气，还能刺激我们的脑波。

我们的脑波亦称“脑电波”。人脑中有许多的神经细胞在活动着，它们具有电器性的摆动存在。而这种摆动呈现在科学仪器上，看起来脑电图就像波动一样，所以称为脑电波。用一句话来说明脑波的话，或许可以说它是由脑细胞所产生的生物能，或者是脑细胞活动的一种节奏性跳跃。

国际脑波学会针对不同震动的周波数，将脑波分成 α、β、δ、θ

四大类。

良好的呼吸术可使身体的各个内脏包括我们的脑部，都能受到呼吸节奏的刺激。身体各部位的这种呼吸频率的刺激会透过神经，作为一种和缓呼吸节奏的自我调节信号传至我们的大脑，大脑在接受这些刺激之后便会自然而然地进入“放松波——α 波”（又称“长寿波”，是保证我们身心健康的关键脑波）状态。并且，不同的呼吸术可以令我们在四种脑波段中随意切换，真正做到思想的完美自由。这一点，就需要我们控制呼吸的频率来影响脑波的频率。

1.α 脑波——放松波

α 脑波，是当人们放松身心、沉思时的脑波。它以每秒钟 8 ~ 12 周波的频率运行着。这种模式下的人应该是处于放松式的清醒状态中。

当我们处于 α 脑波状态时，我们的身心会非常放松，心灵是比较开放和易于接受外来事物的。α 脑波似乎可以让人们进入潜意识中，但许多学者都认为，当人们处于放松式清醒状态中时，可以最有效地将信息存入长期的记忆中。每当 α（事实上，θ 也是）脑波最强势时，负责逻辑思考的左脑就会放松警觉性（左脑通常是潜意识思想的过滤和把关者）。这时，心灵更深层次的直觉、情感和创新就能发挥更大的作用。所以，很多科学家都希望从禅定或瑜伽中寻求这种状态，以激发自己的灵感。良好的呼吸术可使脑波维持在12赫兹以下，就大脑生理而言，就是 α 波最容易出现的时候，同时它能增进脑内激素内啡肽的分泌，有助于创造力的开发。我们在 β 脑波状态下接收到的各种资讯、信息，在 α 脑波状态下才是最佳的整合时机。

当我们放下工作，放下家务，平静下来，闭目养神时，大脑也会清醒和放松，容易集中注意力。这时也是进行呼吸术锻炼的好时机，还可以运用呼吸术进行脑波疗法。α 脑波令我们精神清晰、心态乐观、心情愉悦，处于一种积极的状态之中。

α 脑波可以为我们提供意识与潜意识的桥梁，普通人只有在这种脑波状态下才能有效进入潜意识，促进灵感的产生。在这种低波段脑波状态下，身体耗费的能量比较少，而脑部获得的能量就可以多起来，我们的思维活动就会更加的快速、顺畅，直觉也变得更敏锐，可以加速信息的消化，并增强记忆力，它被认为是促进学习与思考的最佳脑波。现代科学积极倡导 α 波为人们学习与思考的最佳脑波状态，道理就在于此。不过，当大脑充满 α 波时，我们的意识活动会明显受到抑制，无法进行逻辑思维和推理活动。此时，大脑凭直觉、灵感、想象等接收和传递信息。如果碰到需要逻辑和推理能力的问题，我们就需要切换到 β 脑波。

现代人事情太多，紧张忙碌，不懂得好好休息，压力、紧张、焦虑、烦躁等心理因素降低了身体的免疫力。非常需要有益的呼吸术来调节脑波活动，将自己切换到最有利健康的脑波频段。

深缓细长的呼吸，容易刺激我们的脑波进入 12 周波以下，也就是 α 脑波状态，此时，最适合我们的身体进行平复至最佳状态。而前面所讲到的运用屏息凝神的呼吸术来调节自律神经的紊乱状态，也需要这种脑波及 θ 脑波来进行对神经的调节。

2. β 脑波——紧张波

β 脑波，是一种有意识的脑波，它以每秒钟 12 ~ 25 周波的频率运行着。当人们处于清醒、专心、保持警觉的状态，或者是在思考、分析问题、对话以及正在积极行动时，头脑就会发出这种脑波。

保持 β 脑波适量运行，可以提升我们积极的注意力，加强我们的认知能力和处事应变能力。

当 β 脑波成为我们的优势脑波时，我们最适合工作或学习了。β 脑波是我们的精神力高度集中、比较紧张的一种脑波状态，这种状态下，我们的身体和头脑都会损耗我们大量的能量，很容易快速疲倦，现代人在这种状态下常常会感受到巨大的压力。

当 β 脑波频率更高时，我们会对外部环境更加敏感，陷入激动、焦虑、暴躁不安等负面状态。也可能进入警觉、全神贯注、活力充分激发的状态，从事高度智力活动的人，通常 β 脑波都会处于一种很高的频段。

但这两种状态都会刺激消耗我们身体的能量以至于元气，所以这种状态不应持续太久。

处在 β 脑波的高频状态下，我们的呼吸会在屏息与浅速呼吸之中切换，消耗很大而很难补充。越是智力高超、专注能力强，可以从事极高强度脑力活动的人，这个问题也就越突出。所以，对于健康来说，就需要更好的呼吸术来维持，并且要注意调节。

瀑式呼吸法适合于此种状态下临时回复精力和元气，但最好的办法还是吐纳法，尤其是音波吐纳法。腹式呼吸也是合适于高耗能状态的。

3. θ 脑波——浅意识波

θ 脑波，当我们沉浸于幻想或刚刚入眠时会发出这种脑波。它以每秒钟 4 ~ 8 周波的频率运行着。这时恰好属于“半梦半醒”的朦胧时段，在这种状态下，我们的大脑正在处理白天接收的各种资讯，而很多的灵感可能就在这个时候突现。不过，大多数人在半梦半醒中是抓不住这些灵感的。

此时，我们的精神会处于深度放松状态，也称浅睡眠状态，而沉思状态、冥想状态、潜意识状态，通常也会处于这种大脑波段下。此时，我们的潜意识容易受到暗示，使得我们的创造力、灵感突然暴发，我们在这种状态下易于感悟，能创造性地解决问题，并且富于直觉，可以加速学习和记忆。

不过不要太高兴，睡眠状态中的 θ 脑波是不足以让我们产生足够的灵感的。即便有灵感，也可能是错误的。真正让 θ 脑波刺激我们的灵感和创造力，要在深缓悠长的呼吸术中才能得到。

深细悠长的鼻尖式呼吸可以促进我们进入沉思状态、冥想状态、潜意识状态，从而更好地进行学习和研究。

我们在《小疼小病呼吸治》一节中，提到过的运用呼吸来治疗自律神经紊乱引起的各种病疼时，脑波状态就是从 α 脑波进入 θ 脑波，然后进入 δ 脑波。在自我呼吸治疗的过程中，脑波频段越低，效果也就越好。

θ 脑波为优势脑波时，我们的意识开始休息，身体变得深沉而又放松。这是一种高层次的精神状态，在这样的状态下，由于意识的中断使得我们平常清醒时所具有的种种思维定式和思维成见不再起作用，因而大开心灵之门，我们在这种状态下会做各种奇怪的梦。很多科学家就是在这种状态下突发灵感，做出学术突破的。θ 脑波与脑部边缘系统有非常直接的关系，对于触发深层记忆、强化长期记忆等帮助极大，所以，在科学界称 Theta 波为“通往记忆与学习的闸门”。如果我们觉得记忆变得不好，那可能是 θ 脑波在我们生活中出现较少的缘故。

4. δ 脑波——深度潜意识波

δ 脑波，是人们沉睡无梦时发出的脑波。它以每秒钟 0.3 ~ 4 周波的频率运行。δ 脑波的频率越低，我们的睡眠就越深沉。它属于最低程度的脑波活动，我们只有在无梦睡眠时才会出现这种脑波。但对于老练的沉思者来说就是例外了。能够从事极高强度的智力活动的思考者，可以发出超高频脑波进行思维活动的人，并且对呼吸术掌握很好的人，是可以在沉思状态时发出这种脑波的。这也就意味着，优秀的沉思者可以在一种类似于深度睡眠的状态中进行创造性的思考。根据有关科学研究表明，δ 波是开发人类直觉系统的关键。所以，良好的睡眠对人的智力也是有高度影响的。

只有当 δ 波为优势脑波时，我们的意识才真正进入沉眠，而我们也才能进入深度熟睡。睡眠品质好坏与 δ 波有非常直接的关联，δ 脑波状态下，我们的睡眠会是一种无梦且很深沉的睡眠状态。通常一夜中正常的睡眠周期会出现 4 ~ 5 次。而发生在睡眠初期的第一个周期应该是无梦的

δ 波状态。所以，如果在辗转难眠时，能让自己召唤出近似 δ 波边缘状态的身心感觉（当然要经过训练）。你就可以很快地摆脱失眠并进入深沉的睡眠。

学生小高：怎样才能让大脑不断地产生聪明波呢？

王子居：运用鼻尖式呼吸，因为鼻尖式呼吸是中脉呼吸，也是最安宁、最祥和、最宁静的呼吸，它同时还是身体、气息、大脑的精神活动这三者统一和协调性最好的呼吸，所以如果你想让大脑不断地产生聪明波，你就需要学习鼻尖式呼吸。

另外，想要让你的大脑更聪明，就需要在鼻尖式呼吸的锻炼中，令注意力更集中，更好地观察你的呼吸。让你的大脑意识能清晰地感觉到你在吸气，你在呼气，你的吸气变长了还是变短了，你的呼气变长了还是变暖了，你吸的气是凉的还是暖的，你吸的气到了你身体的哪个部位，你身体的哪个部位的肌肉被气鼓动得更明显，这样的集中注意力的观察，会更强烈地释放你的聪明波。

09 呼吸是最好的运动

肌肉的氧气消耗量和脑部相比，相对要少得多。然而全身肌肉的总量相当大，当活动增加时氧气大量消耗而引起身体不适的情况不可忽视。全身性的活动量增加时，氧气消耗量随之也大量增大。在最大活动时，身体的氧气必然不足，这也是为什么在运动或过量劳动时心跳会加快，呼吸会急促且加深的原因。这种症状甚至会持续到劳动或活动结束后的一段时间。

由于人体的每一个细胞，每一个环节都片刻也离不开氧气的支持，所以氧就成为人体中最重要的能量来源。离开了氧的供给，我们的身体根本就无法运转下去，过度运动和过度劳累都会对身体产生相当大的危害性，也正是因为消耗了太多的氧。在运动和工作中如果过度耗氧，就会导致身体功能发生畸变，所以大多数的运动员及重体力劳动者往往与长寿绝缘，甚至达不到人均寿命。

尤其是现在的空气质量大不如前，肌肉使用过度导致我们吸入更多量的有害颗粒，这也是在不佳的环境中从事体力劳动的人们更宜引起重视的。

在工作和生活中，当可能大量耗氧时，我们要引起注意，劳动要有度，运动也要有度。过度劳累者的心脏承受能力要比普通人弱一些。在健身时要根据自身条件掌握好运动量。事实证明，参加运动和健身的人往往急于求成，一次运动时间过量，导致他们大部分都过度运动。锻炼时，如果发现自己出现头晕、胸闷等不适症状，应当先停止运动休整一下，以免过度的运动给心脏及其他器官带来严重伤害。

医学专家建议追求健康的朋友，保持一定的运动量。认为呼吸是最好的运动，最安全最有效的运动，它可以达到所有运动的健身效果，并且避免运动的负作用。现在，让我们来看一下过量运动的负作用都有哪些。

1. 贫血

在普通人的意识里，往往认为偏食和女性月经可引起青少年缺铁性贫血。目前，许多专家把长期持续的剧烈运动也列为一项导致贫血的负面因素。医学专家在一项研究中偶然发现了这一现象，他们调查的大多是存在起立时眩晕、睡醒后情绪低落、食欲不振症状的 9 ~ 16 岁青少年，都有不同程度的贫血，而其中经常参加剧烈运动的青少年尤为突出。

为了证实这一结论，医学研究人员特意将每周进行 5 天以上剧烈运动（如田径、篮球、排球运动项目）的学生和其他不经常参加运动的学生分为运动和非运动两组进行观察。结果表明，贫血和接近贫血者多发生于运动组，并且与性别无关。医学专家推理其中的原因：在运动中，当双脚频繁着地时，足部血管会受到冲击，再加上肌肉的急剧伸缩，会使红细胞与血管壁发生摩擦，造成红细胞受损，严重者甚至会出现血红蛋白尿。

另外，运动中由汗液排出的铁也在增多。在这种情况下，运动者即使不发生贫血，也会出现耐力下降、疲劳等身体不适感。

2. 免疫力下降

国外有关研究显示，太高强度与密集的运动，会让免疫力下降。多伦多大学对 19 ~ 29 岁不常运动者进行了测试，让他们分别每周进行 3 次或 5 次 40 分钟的有氧运动，连续 12 周。最后的血液检查发现，每周运动 5 次者，免疫细胞数量竟减少 33%，而每周运动 3 次者则没有改变。专家们据此认为，每周 3 次，每次 30 分钟持之以恒的有氧运动能达到保健效果，而过度运动则适得其反。

3. 心率不增

人在运动时心跳会加快，运动量越大，心跳越快。如果运动时心率增加不明显，则可能是心脏病的早期信号，预示着今后有心绞痛、心肌梗死甚至猝死的危险。那么，今后就要注意调节运动量，改用鼻尖式呼吸或腹式呼吸进行锻炼。

4. 出现心绞痛

由于运动要消耗大量养分，所以会使心肌负荷增加，耗氧量增多。特别是一些伴有不同程度血管硬化的中老年人，运动会使心脏发生相对供血不足，从而导致冠状动脉痉挛而产生心绞痛。遇到这种情况，就要及时中止运动，经舌下含服硝酸甘油片后，心绞痛一般即可消失。以后运动更宜谨慎，可改学太极拳、瑜伽，进行鼻尖式呼吸锻炼。

5. 运动中出现头痛

少数心脏病患者在运动时会头痛。他们中多数人都以为头痛是因为自己没有休息好或得了感冒。在这里，提醒那些参加运动的朋友，如果在运动中感到头痛，应尽早去医院做检查。出现这种情况，则不适宜于进行强度较大的有氧运动。

6. 出现腹胀痛

在运动过程中，有人会突然出现腹部胀痛，这种情况多是因为大量出汗丢失水分和盐分所致的腹直肌痉挛。发生腹痛时应平卧休息，并做鼻尖式呼吸 20 ~ 30 次，同时轻轻按摩腹直肌 5 分钟左右，即可止痛。在运动中出汗过多时，还应及时补充盐水 200 ~ 300 毫升。

7. 出现肝区痛

在运动时出现的肝区胀痛，较多发生在长跑或中距离跑的过程中，这个时候可在背部右侧肝俞按揉 5 分钟，即能止痛。在运动过程中应注意呼吸方法，不要张口呼吸，用鼻子呼吸是预防这类问题的关键。

8. 脾胀痛

在运动时出现的脾胀痛，多是因为运动量过大，静脉血回流缓慢、脾脏充血肿胀所导致。出现脾胀痛时就应该停止运动，可在背部脊柱左侧、胸 11 ~ 12 椎体棘突旁的脾俞、胃俞穴位按揉 3 ~ 5 分钟，片刻应愈。在运动前做好充分准备活动，进行一定时间的鼻尖式呼吸，是预防的关键。

9. 发生昏厥

有些人参加运动时如果精神过度紧张，久蹲后突然起立，就很有可能会发生一次性低血压现象，出现头晕、耳鸣、眼前发黑等一系列症状，严重者会当场昏厥。此时应立即停止运动，适当休息后大多都能自行缓解。这种气血急涌的现象，与呼吸的不平稳，多处器官供氧不足有关系，平时尤其是运动之前应保证足够时间的鼻尖式呼吸。

10. 出现血尿

有关资料显示了这样一个事实，在跑完全程的马拉松运动员中约有15%的人会出现血尿。这是由于在剧烈运动时，全身肌肉、关节等处的血液需要量普遍猛增，迫使人体内供应肾脏的血量减少，致使肾小球毛细血管壁通透性增加，使原本不能通过的红细胞透过血管壁而进入尿液中，形成血尿。一般情况下，运动性血尿经过一周左右的休息即会逐渐消失。如果发现血尿颜色较深，或是持续时间过长，就必须及时去医院进行检查，以防发生急性肾炎。

11. 出现哮喘

运动导致的哮喘大多发生在寒冷的冬季，这可能与冷空气对呼吸道的刺激有关。预防这类哮喘的措施是注意保暖，有这种病情的人冬季在进行室外活动前要做好必要的准备工作。

12. 运动性低血糖

运动性低血糖是由于大量运动使体内的葡萄糖过量消耗所造成的。轻度运动性低血糖会使人体出现饥饿感、出汗、心跳加快、头晕等症状，严重的则会发生昏迷甚至休克。预防这类问题要注意补足两种物质：空气和饮食，尤其是鼻尖式呼吸不可缺少。

13. 运动性遗精

男性青年在剧烈运动后，可能会出现遗精现象。这是由于运动后血液循环加快，流经睾丸和前列腺的血液增多，加之衣服长时间摩擦阴茎等因素，都会刺激诱发性冲动，从而出现遗精。

适量的有氧运动健脑益智，过度运动适得其反。运动虽然对大脑有益，但也应该适量。应该避免过多、过量或充满爆发力的剧烈运动，如50 ~ 100 米的短跑。因为这类运动会使肌肉的需氧量急速增加，从而减少大脑血流，使大脑处于相对缺氧的状态，影响其正常功能。另一方面，过量运动时，人体会消耗大量的能量。为防止能量进一步消耗，就会出现功能抑制，这时就会感觉极度疲劳、浑身无力、大脑反应迟钝。如果长期进行过量运动，机体的“保护性抑制”功能敏感性会下降，使大脑功能受损，就出现注意力不集中、失眠、健忘等症状，长此以往会对人体的健康造成伤害。生活中，人们常常觉得剧烈运动后不仅身体的反应迟钝了，而且脑子也有短暂的“跟不上”现象，就是这个道理。

只要掌握有良好的呼吸术，就可以代替运动达到健身的目的，而且还能避免因各种身体体质的原因造成的运动伤害。所以，在运动和呼吸中，如果是对于身体有些异常的人来说，呼吸是最好的择项，甚至有时候会是唯一的选择。即便是坐在轮椅上的人，不能进行其他的运动，却依然可以进行呼吸术的锻炼，从而增强体质。而对于身体健康的人来说，呼吸术也一样是健康的第一选择。

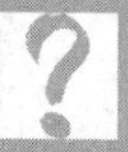

第四章

Chapter 4

呼吸是最好的能量

01 心肺一体，呼吸为先

许多人都苦于心脏功能不够强健，心脏功能不够强健就好像汽车发动机衰弱一样。许多人使用各种方法强心，但是很少有人意识到，养心先要养肺，强心先要会呼吸。这是因为，心脏这台发动机要跳动，需要能量，而供给心脏跳动的能量只有一种，那就是氧气。

正常人在安静时的呼吸量，一次为 450 ~ 500 毫升，其中氧气的摄取量为 20%。我们的肺中平常保持约 300 毫升的空气，在呼吸时也不会变动，称为功能性残气量，这是我们的身体为应付周遭环境激烈变动而设计的一种自我安全防御机制。体内的血液经由心脏的抽挤，2 ~ 3 分钟就能将每个肺泡周围微细血管的血液在体内循环一次。由这种机制可以看出，肺和心的功能是紧密联系的，可以说，肺心一体。

我们体内所有的细胞都必须持续获得氧气的供应才能得以生存。而担任此重大任务的器官就是心脏和肺脏。人体左右两叶肺共含有约 7 亿个肺泡，由肺泡进入血管的氧气，经由心脏的抽吸作用后，可运送至全身各处供应细胞。

终极人的一生，心脏需要不停地跳动。它每分钟约跳 70 次，一天约跳 10 万次，80 年间约为 30 亿次。即使在睡眠时，心脏也不能休息，它依然要不停地将血液运送至体内各处。许多人并不知道，心脏跳动的能量来源，居然仅仅是冠状动脉所提供的氧气。强调正确呼吸的重大意义即在于此。我们知道，如何将血液有效率地送出去，牵涉到人的生死的问题。这就关系到心肺功能的正常运转是否有充足保障，而决定心肺功能正常运转的充足保障就是足够量的呼吸。

综上所述，心肺一体，而呼吸为先。肺心功能的衰弱退化，从呼吸变得浅表开始。采用正确的呼吸方式，养成标准的鼻尖式呼吸习惯，是解决现代成人病必须迈出的第一步。离开了正确的呼吸，一切都只是空花泡影，竹篮打水，我们千万不要因为呼吸看起来太过平常就等闲视之。

02 有气才有力

在前面我们提到，从事相同劳动量的工作的人，呼吸深长者并不会感到劳累，而呼吸浅弱者经常腰酸背疼。这是因为，深长的呼吸不但能给机体提供更多的氧，而且可以给我们的肌肉提供更多的张力。关于呼吸与力的关系，我们的祖先很久之前就观察到了，他们将之应用于武功之中。但直到目前为止，科学并没有深入研究气与力的关系，至少在医理上，我们看不到更多的合理而详尽的见解。

鼻尖式呼吸增加了气息的吸入量，这种气息量的增加转化为感觉，使我们感觉肌肉中充满了力量。由于身体中尤其是胸腹腔中存在着较明显的一种内在力量感，所以我们将气与内功联系了起来，练气的功夫成为内家功，而练肌肉的功夫成为外家功。我们日常口语中常说的“气力”，就体现了祖先对气与力之间密切关系的感知。有“气”才有“力”，有“力”必有“气”，“气到力才到”，没有气，是谈不上力的。也许武术中“气到力到”的气未必就是指呼吸之气，但每个人都可以明确体验到呼吸之气与力的发生有密切联系。在深吸气然后绷紧肌肉，与不吸气而绷紧肌肉两种情况下，所有受试者都明显感觉到不吸气的情况下肌肉无力。而深吸气后绷紧肌肉的情况下，肌肉似有实物填充，充满了力感。所有的举重运动员都熟悉使用憋气发力这一技巧，如果他发力时不吸气，他根本不能正常发挥。呼吸的气息确实与内在的力量感相关，而且在发生的数量上成正比。甚至于，吸气与力量的关系不仅仅是神经感觉的关系，它很有可能是非常实际的物理关系。也就是说，呼吸的气是一种产生力量必不可缺的物质，呼吸产生的气可以转化为能量，而不仅仅局限于感觉刺激。当你用鼻尖式呼吸吸满气时，你就会觉得内在的力量有所加强，你可以大声喊，大声唱，你还可能有意无意地出现握拳等不同的动作。

这种内在的力量感不只局限于生理，它还会深刻影响到你的心理。你会因为这种深度呼吸且紧缩肌肉的动作而产生自信，意志更加坚定，头脑反应更加敏捷。一个进行呼吸锻炼的人，如果能长期进行胸腹联合式呼吸甚至是鼻尖式呼吸，并在锻炼中注意和感受到了这些身心变化，那他就能从积极的方面加以利用，呼吸就能够有效地增进身心健康。

这就是为什么所有的健身锻炼都强调呼吸调节的原因。不论是中国的气功，印度的瑜伽，还是集动作大成的太极拳，以及有氧锻炼，无不重视呼吸的调节。如果运动过程中不能和谐的调节呼吸，那么这种运动就必然会起到负面效果。

我们不只可以这样说，有气才有力。我们还可以这样说，必须先学会呼吸，然后才可以去锻炼。这一点，在瑜伽和太极拳中，得到了充分体现，它们的第一课就是学习如何调整呼吸。

创客健身：用呼吸术可以锻炼肌肉吗？

王子居：用呼吸术当然可以锻炼肌肉，但这不是呼吸术的目的。用好的呼吸术锻炼出的肌肉，其活性会更好。

03 学生和脑力劳动者的不二补品

持续不完全呼吸所产生的弊害，在我们的身边随处可见，却不为患者所觉察和重视，而采取正确措施的人就更少之又少了。许多处于亚健康状态，如感觉头部沉重、精神无法集中、焦躁不安、食欲不振、始终昏昏欲睡以及思考力减退等的人，在发觉自身出现这些情况时，往往四处求医问药，将小事变大，易事变难。多数人包括许多医生在内，都无法将发生这种现象的根本原因同不完全呼吸联系起来，这导致小病变成了大病，小问题成为了大问题。以上这些症状也导致了记忆力减退，当我们烦恼于记忆力减退时，我们往往从饮食营养入手，而不从最根本的呼吸入手，事实证明，几乎大多数需要饮食营养来补足的问题，都可以通过呼吸来解决。

以上这些小问题看起来是不构成生命威胁的，但它们却是长期性的。正是这种长期性，使它们对我们的机体构成了巨大的危害，如果不重视这些小问题，那就无异于慢性自杀。

人类大脑的活力与呼吸质量有极大的关系。根据实验结果显示，脑的呼吸量是非运动状态肌肉的 20 倍，100 克的脑一分钟约需消耗 600 ~ 800 毫升的氧。如果脑部得不到充足的氧，那么脑力必然不足，我们的整个神经系统的工作效率都会随之降低。

在夜总会、电影院等空气污浊的公共场所，空气中氧含量不足，再加上始终进行浅呼吸，大脑又一直持续焦躁或兴奋的亢奋状况，极易造成脑中氧气不足，脑功能无法充分发挥，导致思考力、判断力和记忆力逐渐衰退。相反，在空气好的地方，做有效的深呼吸，能使大脑的活力旺盛，从而能够调节心理和身体功能，使脑和身体都能保持稳定的健康状态。

从这个方面来说，较一般人更需用脑的人，如学生、企业家等，比平常人更迫切地需要把大量的氧气输入脑部，因此，他们就更有必要改善呼吸。学生必须改善自己的呼吸，只有改善呼吸才能让智力保持在最佳水准。现在的教室缺氧的情况比较严重，夏天开空调，冬季用暖气，窗子都密闭，而学生人数又多，空气的不流通导致教室内的氧气非活化、二氧化碳及其他人体排出的废气超标。这种空气对于学生来说，会产生负作用。因此学生更应该保证充足的室外活动时间，下课后必须到外面活动，最好的活动就是进行有氧锻炼。如果附近有绿化带，到绿化带中进行有效的深呼吸就是保持学生大脑活力的最有效的办法，这是进食补品所无法取代的，学生最需要的是深呼吸，而不是补品。

人类的呼吸随着年龄的增长而愈来愈浅，最后养成不完全呼吸的习惯。随着呼吸日渐浅表，身体器官的功能逐渐退化，人就会陷入昏聩的状态，早衰、老年性痴呆都与呼吸方式的不当密不可分。脑力下降，记忆力衰退，智力变低，思维反应迟钝，心理抑郁，头部沉重，以及痴呆，都是我们非常不愿面对的问题。我们必须随时提醒自己要做有效的深呼吸，只有经过一段时间的呼吸锻炼，将鼻尖式呼吸及腹式呼吸等健康正确的呼吸方式养成为习惯，我们才能够增强智力和活力，延缓衰老。

好为人师：我以前听说过精气神是人身三宝，但没有在意过，认为那是神仙的事，离我很远。但你教我呼吸法，说呼吸法能提高脑力劳动者的思考效率，节约时间，一个小时的工作可以在半小时做完，对我很有诱惑力，我就为了这个才学你的鼻尖式呼吸。

事实证明你是对的，作为老友我对你表示钦佩。我原先每晚都要批改部门员工的文案，搞得我每晚都要工作到十一二点，后来越做越疲劳，简直不行了。我认为我已接近过劳死的边缘，我都想辞职不干了，你教我的腹式呼吸我根本实行不了，因为我呼吸短浅得要命，我只好实行你的屏息法和太极拳长息法。白天，我强迫我自己每一个小时就做一次，晚上就学胎儿卧呼吸法。一个月下来就有效果了，我现在每晚分 3 次做 30 分钟的屏息或太极拳长息，结果我一般只到晚上九点半就能完成工作。而且我能双休，不用周六日都工作了。

正确的呼吸的确是脑力劳动者最好的补品，我从每天工作 12 个小时，减少到每天 8 个小时，还有了双休日，而且精神好多了，身体的各项指标现在都接近正常，我再也不用担心过劳死了，如果你早几年告诉我你的妙方，我就不会在两年前咳了好一阵血了。

04 呼吸作用是一种能量的释放和利用

现在，我们再从微观上来看鼻尖式呼吸制造能量的效果。人体细胞中有一种物质叫作线粒体。线粒体有如细胞内的一个小型能源加工厂，它利用氧气分解葡萄糖，生产能源物质（三磷腺苷）供细胞自给自足并完成一切任务。细胞内的氧气越多，线粒体制造 ATP 的量就越大。而在无氧状态下，它生产 ATP 的量非常小，仅约为有氧状态下的 1/20。有关研究表明，使用鼻尖式呼吸所摄取的血氧量会大大增加，线粒体内的 APT 产量会呈几何级数增加，正因为如此，鼻尖式呼吸对身体能量供应是非常重要的，它可以不间断地数倍于平常呼吸地供给身体能量，其功效只能用“神奇”

两字来形容。

真正的“呼吸作用”不同于我们一般认识的“呼吸”，我们熟悉的“呼吸”概念指的是人和动物体与外界进行气体交换的过程。而“呼吸作用”是指有机物在细胞内经过一系列的氧化分解，生成二氧化碳及其他产物，并释放出能量生成ATP的过程，因此真正的呼吸也叫作“细胞呼吸”。正是因为所有生物的细胞都具备这一功能，大自然才能保证所有生物正常的生命活动。“呼吸”与“呼吸作用”的现象和本质还是有所区别的。

有这样一个小实验，通过对酵母菌的探究，医学家们发现酵母细胞可以利用环境中的葡萄糖进行生命活动，而且这个过程在有氧气和无氧气的环境下都能完成。于是得出这样一个结论：气体交换并非细胞呼吸的本质。细胞呼吸的本质是有机物的氧化分解、能量的释放和利用。

食品营养专家的研究认为，每个人平均一天需摄取的热量大约为2400卡，以此维持精神与肉体的活动。这个卡是指人体所吸收的包括蛋白质、脂肪、糖类等所有这些营养素，它们在体内燃烧，而产生的热量。人体由外界吸收的氧可以帮助体内组织把所摄取的食物进行燃烧，化为可供身体细胞使用的热量。在燃烧作用的同时，体内所产生的二氧化碳被排出体外。

吸入我们体内的氧气，先到达肺泡，再经由肺泡进入血液，同时二氧化碳由血液排出，这种气体的交换在生物学中称为“肺呼吸”。

现代医学中称整个导入氧气的主要路线为呼吸道。使呼吸顺畅进行的器官是鼻腔、喉咙、气管、支气管、肺泡，而呼吸道的呼吸能力并不取决于器官先天的强弱，而是取决于呼吸方式的优劣。由于氧是我们身体制造能量的最主要元素，所以我们强调各种优良的呼吸方式，以使身体各器官乃至每一个细胞都能及时得到充分的营养，由此才能够最大限度地改善身体的功能。

05 人类的“绝对精力”主要从呼吸中获得

瑜伽学说中认为，人类的精力分为两种，一类是精神的精力，另一类是肌体的精力。肌体的精力在一定程度上要靠食物供给，而精神的精力主要靠呼吸供给。

依据瑜伽独特的“灵视解剖学”的说法。在我们的眉间右侧，有条赤色的幽腺，称之为嘎拉那地阳腺。而左侧有条黄色的幽腺，称之为伊答那地阴腺。在二者交会处，有一条称为史休木那得中枢神经管，人体中所谓的精气，即由此管输出。精气在梵文中的意义与中国不同，是绝对精力的意思，它是构成人类生存的根本。

瑜伽哲学认为，空气、水、阳光、食物等所有物质中，都有精气的存在，可以供养生物，但人类的大部分精气要从呼吸中获得。

依据瑜伽的“呼吸哲学”，人必须进行完全呼吸，才有可能充分支配自己的机体，从而增加精神力量，因为呼吸将生命第一要素——精气源源不断地输入身体内，使得人体活力充沛，可以充分开发机体的潜在能力。而从现代医学论证也已得出：身体内各器官功能的活动正常化有赖于完全呼吸引起的横膈膜剧烈收缩。如果一个人长期持续不自然或不完全地呼吸，其机体各器官所产生的变化将难以恢复。

瑜伽学认为，只要明确瑜伽呼吸的要诀，实现正确的呼吸，那么不论一个人年龄多大，脑力都不会因此而衰弱，反而能随时保持清醒。因为，瑜伽呼吸法能够供给大脑充足的能量，呼吸可以毫不间断地从大自然中吸取“绝对精力”，直到最后一刻。另外，因不完全呼吸而逐渐形成的各种不良症状，都能以瑜伽呼吸法加以补救。

创客：您教的呼吸法对我做业务很有用，有的时候我很疲惫，但还要打起精神见客户，您的瀑式呼吸法对救急很有效果。

王子居：救急时可用瀑式呼吸法，但一定记得它不是很好的呼吸法，还是要在平时多运用鼻尖式呼吸。

06 机体能量从饮食获得，生命能量从呼吸获得

有句印度格言说：生命不外是连续的呼吸。如何呼吸是决定生命质量的重要因素。我们在现实生活中可能会发现这样一个现象，最厉害的往往是最低调的那些人，而对于人体来说，最高调的是肠胃，但肠胃经常给我们带来许多问题，最低调的可以说是呼吸，可呼吸给我们带来了生命的根本能量。

我们在母胎时，获取生命能量的方式和成人是不一样的。从离开母胎成为一个婴儿开始，我们的呼吸就以一个简单、无意识的过程悄悄存在，呼吸的这种低调使得我们在大多数时间里完全忽略了这个过程。因此，随着年龄的增长，我们的呼吸变得越来越浅短。渐渐地我们只用肺的一小部分进行呼吸，而且呼气时间比吸气时间长，我们不知不觉中采取了一种功

能紊乱的呼吸模式。在我们的浅短呼吸条件下，自主神经的功能受到扰乱，肠胃等其他器官留滞的毒素在体内逐渐堆积，造成机体疲劳，这许多因素使得我们在焦虑和沮丧中慢慢生病。另外，过浅的呼吸使我们的心肺受到压迫，造成精力的无端浪费。

瑜伽学术认为，要想更好地获取生命能量，就要使用正确的呼吸法。有节奏的，深长缓慢的鼻尖式呼吸可以刺激脑细胞，使人的心神平静，血液得到净化，还能强化交感神经和副交感神经，平衡思维和身体。鼻尖式呼吸可以有效引发大脑的意识和潜意识，唤醒有创造性的内部潜能。得到有效控制的鼻尖式呼吸，还可以在中枢神经中储存大量的宇宙能量，这种能量可以在身心处于紧急时刻时克服瞬间发生的意外困难，并增进我们对传染病的抵抗能力。这对于遭受各类自然灾害和意外灾害的人来说，平时训练有素的呼吸法，无异于是常备的救命良药。因为呼吸是思维和身体的桥梁，是联结随意系统和非随意系统的唯一桥梁，所以呼吸在瑜伽学说中成为传送生命能量的使者，我们可以凭借呼吸来影响思维和身体。

我们呼吸时，肺脏吸入空气的活动是生命力的集中表现方式。我们重点强调的调息，并不是单纯地调控呼吸，而是一种对全身被激活的肌力的有效控制。从这一点来说，鼻尖式呼吸是全身在肺的带动下在物质层面上和在生命之气这个层次上尝试建立天人合一境界的最根本的练习方法。

在瑜伽学说中，调息的主要目的就是获得对生命能量的控制，它同时有助于机体内潜在精神能量的唤醒和释放，而这两者是相辅相成的。瑜伽学认为，正是由于有效的调息，我们才能将宇宙能量转变为人体的能量，保证身体内精力的平衡。并意守脑波的间歇，形成冥想。

一些瑜伽经典上所载的人体内的生命之气，可以分为以下五种主要部分：

普拉那（Prana）：这里的普拉那与普拉那亚玛里所指的普拉那不同。这个普拉那主要在心脏周围进行循环，它主要向神经系统及肌肉群提供能量，控制呼吸和语言。

阿帕那（Apana）：在肚脐以下部位进行循环。它主要向下腹部各脏器提供能量。控制身体的大小便等各种排泄。

萨玛那（Samana）：在肚脐和心脏间进行循环，它主要给消化系统提供能量，控制消化系统，调节身体的热量平衡。

乌达那（Udana）：在喉部以上部位进行循环，它主要控制空气和食物的吸收，并给所有的感官和大脑的活动提供能量。

维亚那（Vayana）：它在全身各处进行循环。主要功能是激发四肢的活动，分配来自于食物和呼吸中的能量。维亚那的作用表现为收缩和扩张（主要是肌肉）。它还和普拉那协作，一起调控人体的整体动作。

以上是瑜伽学说中生命之气的五种基本分类，又叫五根气。除了这五根气之外还有五支气，它们是：

纳加（Naga）：能激发打嗝，可以减轻腹部压力 。

夸玛（Kurma）：主要控制眼睑，防止异物及强光对眼睛的伤害 。

科卡拉（Krkara）：它能防止异物进入鼻腔或咽喉，并引起喷嚏和咳嗽进行排毒。

德瓦达塔（Devadutta）：它能保证吸入额外的氧气进入疲劳的身体，可以诱发打哈欠来增强呼吸。

德哈那莫伽亚（Dhanamjaya）：始终留在体内。

据瑜伽经典的记载，这些生命之气的分类是受普拉那瓦由（pranavayu）所控制的。而普拉那瓦由是从呼吸过程本身所产生出来的，是呼吸的产物。因此，正是通过这些瓦由（vayu），我们才能够运用呼吸技巧来控制和影响自身中的生命能量。

07

80%的负离子要靠皮肤吸入

古人说，吸天地之精华。这就给我们提出了一个关于呼吸的命题，令许多人感到迷惑的是，大家都在呼吸，吸入的气都是相同的，呼吸到的天地精华究竟在哪里？古老的瑜伽学派所说的宇宙元气，及我们的祖先所说的精华之气，究竟是什么呢？

到了1931年，科学家终于给了我们一个具有现实说服力的答案，德国一位医生做了一个实验，他把自己关在一间密闭的研究室中，当室内空气负离子的浓度增高时，他就感到心情舒适、精神振奋；而当室内空气正离子浓度高时，他就感到胸闷头昏、烦躁不安。这一发现引起了人们的极大兴趣，从此以后，近一个世纪中，许多国家的科研人员都积极研究有关负离子与人体健康、医疗保健等方面的课题，并取得了可喜的进展。

目前在地球上一共有5个长寿村，我们国家就有2个，一个在广西巴马瑶族自治县，另一个在新疆吐鲁番盆地。长寿村的人均寿命在90岁以上，至今为止，没有发现癌症、或心脑血管疾病、或糖尿病的患者，那里的老人最后都是无疾而终，在甜美的睡眠中寿终正寝。医学专家通过多年研究，确认长寿村的人之所以长寿，有一个原因非常重要，那就是当地的空气中，负离子含量多数时候是我国城市空气中负离子含量的近100倍。科学实验早已证明，人体吸入负离子30分钟后，肺部的氧气吸收量能增加约20%，二氧化碳排出量约增加14.5%。负离子能够迅速改善呼吸系统的功能，促进细胞的活性，更高效地释放出能量，所以呼吸空气中的负离子可以迅速消除身体的疲劳。同时负离子对环境也具有很强的改善能力，它可以吸引空气中带正电的粒子，从而消烟除尘，改善空气的结构，有净化空气的作用。对人体功能来说，负离子进入人体后同样可以与带正电的物质结合，并迅速转化，这种转化能改善心、肺功能，减少气管炎、肺炎等呼吸系统疾病的发生。另外，负离子对于过敏性花粉热、支气管哮喘、上呼吸道黏膜炎等问题均能起到很好的缓解。还有至关重要的一点就是，人体通过皮肤吸入的负离子占到80%，通过呼吸道吸入20%。这就是我们强调鼻尖式呼吸是最佳呼吸方式的原因之一。如果我们每天都能从空气中吸入130亿个负离子，就如同生活在长寿村一样，而你要实现这一点，就必须学会鼻尖式呼吸。

众志成城：我们怎样学习皮肤呼吸?

王子居：其实皮肤呼吸的窍门很简单，你只要经常屏息就好了，当你的肺呼吸功能被抑制的时候，身体功能是会自然开启皮肤呼吸来弥补的。

（1）. 常洗澡，令汗毛孔更畅通。（2）. 衣服不要穿太紧，最好没有静电。（3）. 夏天皮肤裸露时皮肤呼吸最易进行。（4）. 夜间睡眠只穿内衣或不穿内衣。

08 吸天地之精——改变你一生的负离子

许多人都发现这样一件事，当自己徜徉于森林、公园里，或流连于海滨、瀑布前时。会觉得空气特别清新，呼吸特别顺畅，一种心旷神怡之感油然而生，感觉似乎到达了仙境。这是因为那里的空气中充满了负离子。

负离子影响着人体健康的诸多方面。首先空气负离子有着重要的生物效应，它直接作用于我们的中枢神经和血液循环之中，有效改善大脑的功能，增强机体免疫力，促进机体的新陈代谢，有效调节神经功能，消除肢体的疲劳。其次，空气负离子能抑制身体内细菌、病毒的生长。实验显示，病毒必须带负电荷才能攻击活细胞，如果活细胞也带上负电荷，那么，它们彼此间的相斥力将使病毒失去对细胞的攻击能力。第三，负离子还具有极强的集尘作用。空气负离子很容易吸附到烟雾、粉尘等悬浮粒子上面，并与带正电的粒子产生中和作用，使之沉淀降落，因此，负离子能起到消烟除尘、清新空气的功效。一直以来，空气负离子被人们美誉为“空气维生素”“长寿素”，我们的身体质量如何，取决于空气中的负离子存在状态。

负离子有以下两大主要功能：

1. 活化细胞抗自由基

负离子可以以每秒 200 次的速度振动细胞膜，促进细胞内电子物质的交流，加速排泄体内沉积物，从而有效消除疲劳，改善身体状况。同时负离子能够快速地消除体内的自由基。自由基被称为“万病之源”，它是引起老年性痴呆症，心脑血管疾病以及因视网膜损害引起的视力障碍等疾病的主要原因之一。而现代文明带给我们太多的外来自由基，使体内产生过多的自由基而无法得到及时清除。人体内的自由基一旦失去了一个电子，带正电荷就会变得非常不稳定，随着人体血液循环周游全身的各个组织、脏器和系统，无论走到哪里，都会想方设法地夺取健康细胞内的负电荷，以达到平衡。于是，健康的细胞受到损害，细胞内外的电荷失去平衡，人体就会随之出现新陈代谢障碍，出现炎性水肿，甚至死亡。而且，自由基最喜欢与脂肪结合，从而形成过氧化脂质（脂褐素）。过氧化脂质的附着力极强，会附在血管壁上，并持续渗透到血管中，使血管变得脆弱而更加狭小，这就是动脉硬化、心血管疾病、中风、白内障、糖尿病、肝炎以及更年期障碍等病变的主因。另外，如果自由基入侵细胞核，引导基因发生突变，就会引发癌症！而当自由基损伤了人体内脏，就会引起相应脏器的功能病变，并在相应的体表长出老年斑，当自由基侵蚀神经系统时，老年性痴呆就在不知不觉中悄然降临了。

然而负离子和自由基有更强的亲和力，当自由基遇到负离子，就会放弃与正常细胞的结合，转而与负离子结合，生成中性无害的物质，被排出体外。同时，负离子转化成氧气后，会使血液中氧的含量大幅度增加，从而使得细胞在短时间内就能得到充足的氧而充满活力。所以说负离子有给细胞“洗澡”和“充氧”的双重作用。

2. 净化血液，平衡体内的酸碱度

关注健康的人都知道，酸性体质是所有慢性疾病的温床。有科学家调查研究发现，癌症患者中有超过90%的人为酸性体质。当人体的酸碱度每偏酸0.1的时候，体内胰岛素细胞的活性就会降低30%，因而糖尿病就悄然来临了。所谓酸性体质，就是人体细胞内的液体和细胞外的液体以及血液的酸度过高，抑制了人体健康细胞的正常新陈代谢，人体的免疫系统因此变得非常虚弱，这为病毒、细菌和癌症细胞提供了良好的生长和繁殖的环境，所以说酸性体质可以诱发多种疾病。因此，我们要保持一个和谐的、弱碱性的体内环境，让人体的细胞可以正常的新陈代谢，让各种免疫细胞能够充满活力，对入侵人体的一切致病细菌和病毒，能够迅速做出反应，并予以坚决的消灭。

酸性体质并不是一朝一夕就会形成的，如果我们到医院检查血液后，发现体质偏酸性的时候，实际上我们已经“酸”了很久了。以下几个症状就可以帮助我们判断现在是否已经是酸性体质了。如果您在下面各种症状

和不良习惯中选中了 6 个或者 6 个以上，那么就要开始警惕了。

01 早起精神不佳

02 夜里睡不好

03 整天都感到很累

04 工作想速战速决，没有持久力

05 情绪不稳定，容易发怒

06 易被蚊虫叮咬

07 容易得皮肤病

08 容易发烧或感冒

09 有高血压、低血压、肝脏病

10 有糖尿病、肾脏病、痛风

11 经常头疼、腿痛、肩酸、腰酸

12 身体肥胖

13 有胃病、胃溃疡

14 有过敏症、便秘

15 有哮喘病、失眠症、神经衰弱

16 食欲不振

17 牙齿易出血

18 伤口易化脓

19 喜欢喝（碳酸）饮料

20 喜欢吃肉食、油腻食物

21 喜欢喝酒

22 喜欢吃甜食

23 喜欢吸烟

当人体每天能够通过皮肤和呼吸系统吸入足够的负离子时，就能够有效改善酸性体质，激活体内多种酶，从而激活细胞，提高细胞的生命状态。

人也会自然随着细胞的活跃而释放出强大的生命力。

电气石表面流动的0.06毫安的微电流，可以永不停息地电离它周围的空气，源源不断地产生负离子。当电气石加入到了织物纤维中，做成衣服，贴身穿着时，便使皮肤笼罩在高浓度的负离子中，起到很好的平衡酸碱度，对抗自由基的保健作用。所以海滨、森林、瀑布、公园等环境中的空气负离子浓度每立方厘米可达数千至数万个，另外，雷雨后空气负离子浓度也会明显增加。

负离子对人体的影响是多方面的，以下是几项主要的影响：

①对神经系统的作用。空气负离子能有效改善大脑皮层的功能，振奋精神，消除疲劳感，提高工作效率，改善睡眠质量，促进食欲，并有兴奋副交感神经系统等作用，而正离子的作用与之相反。因此，长时间逗留在烟尘弥漫、通风不良的场所，会出现困乏、头昏、头痛以及恶心等症状，而在海滨，瀑布和喷泉附近，则会使人感觉头脑清醒，心情爽快舒畅。脑电图会在空气离子的作用下改变，适当剂量的负离子可使脑电波频率加快，振幅加大，而正离子则使之减慢。负离子可使感觉和运动时值缩短，而正离子则使之延长。

②对心血管系统的作用。空气负离子有降低血压的作用，而正离子作用与之相反，可使血压升高。被吸入的负离子会使周围毛细血管扩张并因而使皮肤温度上升。大量心电图X线记波摄影研究证明，负离子可改善人体心脏功能和心肌营养不良状况。

③对血液的作用。空气负离子可使血沉减慢，正离子则会使其加快，这主要由于血液中胶体质点本身带有负电荷，而负离子加强了这一趋势，使血浆蛋白的胶体稳定性增加。同样，由于血纤维蛋白原和血浆蛋白的带电状况的改变，使得凝血时间缩短，血液黏稠度增大。负离子有一定刺激人体造血功能的作用，研究人员在动物实验中观察到，贫血动物在吸入负离子后，周围血液中的幼稚型红细胞，白细胞数均有所增加。国内医学界

有人用空气负离子治疗单纯性，周围性白细胞减少症和放射治疗所致的白细胞减少，取得了一定的疗效。

④对呼吸系统的作用。空气负离子主要通过呼吸道吸入而对人体产生作用，同时对呼吸系统的生理功能也有明显影响。在电离空气过程中，氧原子容易因得到电子而产生大量的氧负离子。负离子可改善肺的通气功能和换气功能，促使呼吸系数增加（吸收氧气增加20%，排二氧化碳增加14·5%）。负离子也可使气管黏膜上皮纤毛运动加强，腺体分泌增加。另外，负离子还能促进鼻黏膜上皮细胞的再生，恢复黏膜的分泌功能。

⑤对物质代谢和组织呼吸的作用。空气负离子对机体的碳水化合物、蛋白质、脂肪代谢及水、电解质代谢都有一定的影响作用。如吸入负离子可降低人体血糖及胆固醇、血钾等的含量，增加尿量及尿中氮、肌酐等的排出量。空气负离子还能影响酶系统，激活体内多种酶，从而促进机体的新陈代谢。另外，负离子可使脑、肝、肾等组织的氧化过程增强。适量吸入空气负离子，可加速体内基础代谢，对机体的成长发育起促进作用。

空气离子主要通过呼吸道作用于人体。经测定发现，能吸入肺部的颗粒其最大允许半径远远大于空气离子，所以不论轻离子或重离子都易于随呼吸抵达肺的深部。人体呼吸道黏膜广泛分布着许多神经末梢，当空气离子进入呼吸道后，通过机械或电荷的刺激，使这些神经兴奋，进而通过一系列神经反射而产生生理效应。另一方面，呼吸道及肺内分布着大量的迷走神经纤维，当这些神经纤维受到刺激后，兴奋冲动可传到延脑迷走神经核和呼吸中枢，从而使兴奋进一步扩散，还可影响延脑血管等重要生命中枢的运动，引起各种相应的生理反应。除此之外，鼻黏膜、咽部分布着大量的三叉神经及吞咽神经的感受器，这些感受器受到刺激，也将反射性地引起各系统器官的相应生理反应。

空气负离子可以透过肺泡上皮层而进入血液，以其本身电荷对血液中的胶体以及各种细胞的电代谢加以影响。胶体质点的吸附层和扩散层之间存在电位差，这种电位一般为几十毫伏左右。当人体吸入空气负离子时，肺泡内空气平衡状态下的血液电荷仍是极为敏感的，血液中带电粒子的组成和分布可受到它的直接影响。在肺泡内的空气负离子，通过静电感应的作用，可隔着肺泡上皮细胞影响肺毛细血管内血液的电荷，从而影响血液的电代谢活动。

综上所述，空气中的负离子，通过上述复杂的神经－体液机制，引起机体各系统的生理反应，从而达到预防和治疗疾病的作用。

09 最好的美容就是皮肤的呼吸

在生理上，肺与皮肤相互通透，皮肤也是一种呼吸器官。《灵枢·决气篇》记载：“上焦开发，薰肤，充身，泽毛，若雾露之溉。”这句话的意思是说，肺发出的气就好像露水云雾灌溉土地那样滋润着我们的肌肉和皮肤，令我们肌肤光泽，毛发光亮。

这句话正着看是在讲肺气对皮毛有润养的作用。但如果我们反向思考，就会发现皮肤可以宣发肺气，皮肤上的毛窍本就是气门，可以反过来调节肺脏，如果皮肤塞阻，则肺气亦必不顺。这就是中医里“皮毛宣肺气”的理论，气息浮沉在皮肤上是符合生理功能的。我们的内脏与皮肤是浑然一体的，而皮肤又与虚空相交接，就好像太极拳的“抱”劲那般，开弓了却还未射时那般圆满，生机由内里向外在充实无比！

真可谓《内经》一句话，胜作十年美容保养，原来我们的皮肤好坏，主要取决于肺气的滋润。这样说起来，最好的美容办法，还是要从呼吸入手。

皮肤是人体最大、最重要的器官之一，全部皮肤占体重的 4% ~ 6%，连同皮下组织为体重的 15% ~ 17%。

人类的皮肤有很多作用，在这里不一一罗列，只挑与美容有关的内容：

你可以取一张保鲜膜来包在手上，过个 15 ~ 20 分钟，取下保鲜膜来看，保鲜膜上会有一层水珠，这说明我们的皮肤无时无刻不在吐出水汽，这样会保证我们皮肤的滋润。皮肤还可以调节体液的蒸发，防止体内水分大量丢失。

分泌排泄作用

皮肤具有分泌汗水和皮脂的作用，同时也能将体内部分代谢产物排泄出来。如果这些废物不能很好地通过皮肤排出体内，就有可能导致身体各器官的疾病，当然，最直观的是我们的皮肤开始变丑了，失去光泽、产生各种皮肤疾患。

秋冬季节，空气开始变得干燥，早晚温差也逐渐加大，天气变冷，引起皮肤毛孔收缩，皮肤表面的皮脂腺与汗腺分泌减少，从而使得皮肤表面很容易丧失水分。而皮肤衰老的一大原因正是水分不足，加之秋冬季节皮肤新陈代谢缓慢，所以秋风一起，许多人的皮肤变得干燥，皮下脂肪增厚，皮肤紧绷，甚至起皮掉屑，脸上也开始生起皱纹或色斑、粉刺，原有的花斑、褐斑也会加深。因此，秋冬季节要注意补水，同时，要注意保持良好的皮肤呼吸。

知觉作用

皮肤上布满了知觉神经，能迅速感受到来自体外的刺激。每平方厘米的皮肤上有 100 ~ 200 个痛觉点、25 个触觉点、13 个冷觉点、2 个热觉点。皮肤内有感觉神经末梢，对外界刺激，能通过神经传导和大脑皮层的分析，产生冷、热、触、压、痛、痒、等感觉。所以，当针尖触到皮肤上时，会感觉到痛，然后迅速做出躲避反应。同样，天冷了，皮肤会通过冷感提醒多穿点衣服，天热了皮肤也会提醒减衣服，他就像“铁布衫”一样，保护着我们的身体不受外界的伤害。但这还不是皮肤知觉作用中最重要的，皮肤最重要的知觉作用是感受我们的思维活动。我们的呼吸之所以能传遍全身，在全身运行一个周天，关键就在于我们的皮肤所具有的这种细致的知觉作用。皮肤本身就是一种呼吸器官，我们的注意力集中到哪里，我们的呼吸就能达到哪里，所以说皮肤对呼吸至关重要，对于各类呼吸术就更加重要了。

吸收作用

由于皮肤本来主要是具有防止异物进入体内的遮挡作用。因此，它不具备积极的吸收作用，然而有些物质若加以处理，来促使皮肤吸收，则仍是有可能的。我们平常所做的精油疗法，就是靠皮肤的吸收作用来实现的。

体温调节作用

如果身体的热量过多，或者外界的气温过高，皮肤内的血管就会反射性扩张，体内的血液会用很快的速度流向体表。此时皮肤的汗腺就会加紧排汗，把多余的热量排出体外从而保持人体处于恒温状态。过去孩子发烧了，看不起病，大人就会给他煮碗姜汤，喝完后，再用几床被子蒙在身上，一会儿就捂出一身汗来，第二天一觉醒来，烧就退了。这个治疗发烧的土办法，实际上就是利用了皮肤通过散热来调节体温的原理。这同时也是利用了皮毛宣肺气的原理，肺气得到了正常的疏通，由呼吸道引起的感冒也就好了。

我们通常利用食物来驱寒，其实，仅靠食物来驱寒是不够的。仅靠运动驱寒也不够，摩搓皮肤，是最直接的一种排寒方法。它可以与瀑式呼吸法结合起来使用，搓肤不仅能将侵入人体内的寒气排除，而且可以通过皮肤与肌肉的摩擦来产生热量，并将热量传入内脏，在一定程度上驱除体内的寒气。

储血功能

当皮肤受到割裂或烧伤时，在创面周围及组织的血管，会因炎症反应而扩大，此时血液的储存量会大大增加。所以，皮肤又有血库之称。很多女性都会患贫血的病症，一旦贫血，首先就表现在皮肤上，面黄肌瘦、皮肤干瘦、失去光泽。人的全部皮肤占体重的 4% ~ 6%，连同皮下组织则可以占到体重的 15% ~ 17%。这一比重意味着，如果皮肤的储血功能出了问题，那么心脏即便完全正常工作，也是无法保证人体的血气充足的。

女性只有气血充足，面容才会美好，肤色才会有光泽，所以，皮肤的呼吸功能对于女性美容来说是至关重要的，如果气运行不到皮肤，或者皮肤的呼吸功能有了问题，那么女性想要实现美容就无异于缘木求鱼，因为皮肤对美容的作用是药物和化妆品所替代不了的。

心理调节作用

我们已经知道皮肤是人体健康的第一道防线，但鲜为人知的是：皮肤不但是呼吸器官，它还是一种心理器官。这是因为在胚胎发育时，皮肤与神经系统“同宗”，所以我们的心理活动可以波及皮肤。人在高兴时，难免“喜形于色”；恐惧时，又会“面如土色”；焦虑时则又“愁眉苦脸”；羞愧时，变成“面红耳赤”；盛怒时，竟然“怒发冲冠”。这些都是心理状态在皮肤上的表现。紧张、焦虑等各种情绪都可以引起机体应激反应甚至发生内分泌功能失调，从而会促进血管壁或组织细胞释放缓激肽、组胺等递质，后者作用于人体的靶组织则又引起一系列反应：如皮肤血管收缩、扩张，出汗，寒毛倒竖，甚至刺激角质形成和细胞增生等，诱发或加重原有的皮肤病。此外，像一些争强好胜、欲望高、办事过分认真的人则更容易罹患神经性皮炎；而自幼有某些欲望得不到满足，或过度服从的人则易患慢性荨麻疹。

心理影响皮肤，就好像肺气宣泄于皮肤一样，而皮肤一样可以影响心理，也像皮肤可以更好的宣泄体内的浊气和废气一样。

所以，许多皮肤病患者可以从心理和呼吸两个层面来解决自己的问题，而不仅仅是依靠药物。关于这一点，可以参看本书第二章中的鼻尖式呼吸。

呼吸作用

皮肤具有积极的呼吸作用，如果用不通气的物质完全隔离，人将无法生存。

人类的皮肤可以呼吸，但呼吸量极小。皮肤吸收的氧气量仅为肺的1/180 ~ 1/160，不足以供应人体正常的新陈代谢所需，所以人虽然能靠皮肤呼吸，却还是不足以生活在水里。在24小时内，正常人可以通过皮肤（除头部外）吸收氧 3 ~ 4 克。在 30℃时。人的皮肤呼吸会占整个气体交换的 1%。而在高温环境、重体力劳动、空气氧浓度增高，或在高气压环境中，皮肤的气体代谢则可以占到肺气体代谢的 15% ~ 20%。也就是说，在夏季，我们要更多地进行皮肤呼吸，而同样，生活在南方的读者，皮肤呼吸就显得更加重要了。在同样的温度条件下从事体力劳动时，通过皮肤吸收氧的功效要比静息状态增加 50% ~ 100%。这意味着，如果我们的皮肤呼吸不畅，我们肺的压力就会大大增加。如果皮肤不能正常呼吸，还可能会引发一些皮肤炎症，可能造成毛孔阻塞，使皮肤粗糙，甚至引起毛囊炎。

事实上皮肤的呼吸质量要比肺部还好，皮肤的吸氧能力更强，吸收的空气也更干净。但是皮肤的总面积还不到 2 平方米，而肺的表面积却有 100 平方米（折叠，隆起，勾等增加了表面积，和肠道折叠的原理差不多），是皮肤总面积的近 50 倍，所以皮肤的供氧作用与肺比较起来可以说是微不足道的。但对于想运用呼吸术来实现养生目的的人来说，学习皮肤呼吸术还是很有必要的。

在中医理论中，皮肤还与经络相通，所以通过皮肤的颜色和形态往往能辨别人体内脏的健康情况。这就是中医所讲的“表邪可以入里，里邪可以出表”。按照中医学的理论，皮肤上分布着十二皮部。所谓的十二皮部，就是指身体的十二经络反应在体表的部位，也是经络之气散布在体表的区域。通过皮肤我们可以疏调经络，振奋气血。

可见，皮肤不仅仅起到美观的作用，还有这么多的保健价值，好好保护皮肤，它才会为我们的健康保驾护航。

10 摩擦皮肤治哮喘

这是在日本非常流行的一种健身方法，用干布，最好是柔软的棉布和丝绸，摩擦皮肤。这种方法可以促进角质层的代谢，保持皮肤的活力，扩张血管，促进血液循环，预防感冒。对特定皮肤部位的按摩，还有治疗哮喘的作用。

表皮层下是十二经络散布之地，那里分布着丰富的血管。所以，轻轻地摩擦皮肤，可以激活表皮下的血管和经络，使之畅通，加速血液流量，增进肌肤的活力和健康。

哮喘是由于身体受到外界刺激（运动、寒冷天气、花粉、灰尘等），使支气管的副交感神经处于紧张状态而引起的。这时候如果用干布摩擦呼吸肌所在的位置，就可以使交感神经的紧张状态从支气管转移到皮肤上，通过皮肤副交感神经的作用消除支气管的副交感神经的压力，帮助器官舒张，从而让呼吸趋向平稳。

呼吸肌位于人体的第二、第三根肋骨之间和第八、第九根肋骨之间。前者是吸肌所在的位置，后者是呼肌生长的位置。在摩擦皮肤的时候，以皮肤发红为度，手法要轻柔，一定不要太过用力以免损伤肌肤表层。哮喘发作时，用干布轻轻摩擦呼吸肌，直到患者呼吸渐渐平稳为止。如果患者年龄太小，皮肤比较脆弱，可以用手指按摩的方法代替干布。用手指和手掌的柔软部位轻柔缓慢地按摩患儿的呼吸肌。这个方法对于过敏性哮喘的孩子非常有效，因为这些孩子往往同时患有特异反应性皮炎，如果用干布摩擦，可能会加重皮炎症状。

皮肤呼吸术：

前面讲到，气温越高，皮肤的呼吸作用就越强。以此而论，南方较热地区的人可以更多练习皮肤呼吸，而北方的人则可以选在夏季进行皮肤的呼吸锻炼。

1. 皮肤呼吸术，先要求皮肤裸露，因为只有皮肤裸露才能更好地进行皮肤呼吸。如果气温不够高，则可以尽量穿宽松的衣服。气温不是很低时，在睡眠时也可以进行皮肤呼吸术，因为睡眠时我们皮肤的裸露程度也是高于穿衣状态的。所以，北方人可以在睡眠时多进行皮肤呼吸术。

2. 不论坐卧，首先要全身放松，精神愉悦，这样才能更好地进行皮肤呼吸术。皮肤呼吸本来是身体的自律行为，不需要我们进行主观干涉的，我们想要干涉，就必须弄懂皮肤呼吸术的根本和关键。

上面讲过，皮肤和神经系统在我们的胎儿时期属于“同宗”。所以我们可以非常轻松地就感知道我们身体的任何一处皮肤，而且我们可以随意命令皮肤，随意关注皮肤。

3. 皮肤呼吸术和其他呼吸术一样，关键就在于意识的关注。

4. 当我们深呼吸达到一定程度时，我们会影响到皮肤的一开一阖。这其实就是加大了皮肤呼吸的力度，深呼吸下，如果我们呼吸术锻炼得更久，我们甚至能感应到体内的气冲破皮肤，以较强的力量和速度冲出去。这时我们会发现，皮肤呼吸的频率恰巧与鼻的呼吸相反，鼻深吸气时，就会将皮肤部的气冲出去，这时皮肤就被动呼气，而当鼻呼气时，皮肤就会吸气来使得原先被冲出去的气再补回来。

当深呼吸达到一定程度时，我们的皮肤和鼻的呼吸是逆向进行，我们暂时称为鼻与肤的交替呼吸。也就是说，在实际上，人体的呼与吸是同时进行的。

5. 皮肤呼吸术就是利用皮肤的感知功能，将我们的思维活动与呼吸紧密结合在一起。感应皮肤随着我们的呼吸而产生的变化，从比较粗的局部皮肤的鼓起感、凉热感，然后逐渐体验到呼出感、吸入感，最后我们可以感到皮肤在一开一阖、一呼一吸。久而久之，我们从局部感受到我们的毛孔在张开、闭合，然后我们感受到全身的毛孔在张开、闭合。如果我们的皮肤呼吸术达到一定的程度，我们可以感到鼻子的呼吸可以减小到最微弱的状态，甚至可以闭住呼吸。有很多修习皮肤呼吸术的人，可以潜水半小时之久甚至更长时间。

小荷尖尖：呼吸术我锻炼好几年了，无论从一到十还是到千，还是顺逆轮数，现在我都比较熟练了，请问还有更好的方法吗？

王子居：更强的计算方法还有，那就是在顺逆数的基础上，以顺数一至十数吸气，以逆数十至一数呼气，然后来一个轮回。这是一个算法，另一个方法就是每十个呼吸算一个数，然后取顺数计数，这个对注意力的要求就非常高了，必须一念不乱地明知十个呼吸，然后计为一个数。这样的计数会增强你的记忆力，也能增强你的注意力，你感觉到了吗？

小荷尖尖：是的，我感觉到了，记忆力比以前强多了，注意力也比以前好得多，脑子转得也比以前快了。

第五章

Chapter 5

呼吸不足，百病丛生

01
呼吸不好毛病多

科技的发展、文明的进步，给我们带来了很多好吃的，好看的，好玩的。遗憾的是，这一切却要以健康为代价。林立的高楼在让人们的居住环境变得更加舒适的同时也让那些有益身体健康的绿地、森林不断减少。工业发展了，烟囱多了，尾气多了，清新的空气却越来越少了。随着环境的不断恶化，我们吸进去的不再是洁净的空气而是混杂着有害气体的毒气。更糟糕的是，我们还在人为地增加呼吸的难度。汽车里、办公室内、卧室中，随处可见的空调将我们关在了一个封闭的空间里。每日呼吸着污浊的空气，健康如何能保障？

有位医学专家前几日碰到一个同学，说她最近常常烦躁不安，情绪不稳定，头晕头痛，做过检查后也没有发现异常，不知道问题究竟出在哪里。他们聊了一会儿，她约其一起到她家吃个便饭。上车后，专家刚想摇开车窗，她忙制止他，说外面尘土太大，空气也不好。到了她家，进门一看，里面漆黑。专家问她为什么不拉开窗帘。她说自己平时不喜欢开窗，白天也要拉着窗帘。专家忽然间明白了她为什么总头痛了。告诉她有办法治她的头痛病了。很简单，只要每天开窗通风，尽量不要开空调，车上、办公室内都是如此。她说担心外面的空气太脏。其实，如果长时间不通气，室内的空气比外面的要脏得多，并且里面氧气的含量也很稀少。正是因为她每天都生活在这样的封闭空间中，不能接触到外界流通的空气，导致大脑供氧不足，才出现情绪低落、烦躁、头痛的症状。虽然户外的空气也有污染，但空气的交换、绿色植物都可以降低污染，正所谓“流水不腐，户枢不蠹”。另外，专家还建议她每日练习几次深呼吸，排排腹中的浊气。没过多久，她就打电话告诉他，效果很好，现在她的精神好了很多。

人体看似很奇妙，其实也很简单。只要你顺着它的意思来，把该做的做好，把该做对的事情都做对了，结果一定就是好的。如果看不到好的结果，很可能就是你违背了身体的意志。外界的大环境不是我们一个人的力量就可以解决的，但我们可以把自己管理好，尽可能地做对身体有利的事情。

呼吸太短促——往往在吸入的新鲜空气尚未深入肺叶下端时，便匆匆地呼气了。白领人士，因为坐姿的不妥当，并且由于注意力的运用，而只采用通过肋间肌和肋骨运动的胸式呼吸，样的胸式呼吸受制于伏案工作。每次的换气量非常小，在正常的呼吸频率下，通气都是不足的，使体内的二氧化碳累积。加上长时间用脑工作，身体的耗氧量很 ，容易导致脑部缺氧，出现头晕、乏力、嗜睡等办公室综合征。

现在很 办公环境的通风条件都比较差，人员密度又大，如果长时间处于这样的工作状态，随着呼吸效率的降低，呼吸器官的功能也会衰退。全身组织器官随之产生退行性改变，就容易引发动脉硬化、高血压、冠心病、充血性心力衰竭，大脑供血不足等多 疾病。短期内是办公室综合征，长期看来就是各种慢性疾病了。

我们一旦改变了呼吸方式，许多常见疾病，如哮喘、支气管炎、高血压、心脏病、头痛病、忧郁症等症状，都会有一定程度的减轻。甚至对一些难以治愈的疾病，如慢性疲劳、月经紊乱及各种过敏反应，呼吸术都会有很好的疗效。

梦中人：请问呼吸锻炼是不是对场地有讲究？

王子居：是的，空气越清新越好，农村可选择山中、树林、水边、旷野、草地……城市以公园、阳台、屋顶、操场为佳。

02 杀人于无形的持续慢性缺氧

1. 千万不要忽视脑缺氧和心缺氧

无论什么原因造成的缺氧都会改变机体的功能和代谢状态，影响机体的正常运行。其中神经系统对于缺氧最为敏感，即便轻度缺氧也有可能造成智力上的影响和视觉的功能紊乱。

脑是人体各器官中对氧的需求量最大的器官，脑的重量只占体重的2%～3%，而脑的耗氧量却占人体总耗氧量的20%～30%。所以心脏输出血量的15%都供给了脑。另一方面，脑组织本身几乎没有供能物质储备，因此，维持生存和执行正常的生理功能全部依靠脑循环所带来新鲜血液里面的氧，也正因为如此，脑组织对缺氧（缺血）的耐受能力最低。通常脑的慢性轻度缺氧即可引发困倦、注意力分散、记忆力下降等症状，严重的会出现意识障碍、惊厥、昏睡或昏迷，以至导致死亡。如果脑的供血和供氧完全中断，那么人体将会在8～15秒内丧失知觉，6～10分钟的供氧中断就会造成不可逆转的脑损伤。

心脏也是人体耗氧量大、代谢率高和氧储备量少的器官，因此，对于缺氧也十分敏感，容易受到损伤。严重缺氧和持续缺氧，均可使心肌收缩力降低、心率缓慢、心脏的血液输出量减少，与缺氧症状形成恶性循环甚至可导致心肌细胞变性、坏死。持续的慢性缺氧容易造成心力衰竭，严重缺氧将直接抑制呼吸中枢，使呼吸减弱或出现潮式呼吸，甚至致使呼吸停止。

据医学专家研究证实，长时间的大脑缺氧会造成不可逆转的脑损害，甚至脑死亡。一般性的体内缺氧，即使不会产生直接生命危险，也会对身体健康造成一定程度的损伤。氧气，如同食物和水一样是人体代谢活动的关键物质，是生命运动的第一需要。营养物质必须通过氧化作用，才能产生和释放出化学能，维持机体的生命运行。通常所说的缺氧在医学上称之为氧气缺乏症，即空气中缺氧或人体处于氧气缺乏状态的总称。空气是人类的基本生存条件，如果人体长时间处在一个缺少氧气的特殊环境；或者虽然大气环境当中不乏氧气，但由于某种自身原因使机体不能摄入足够的氧；或者由于某种功能障碍使机体对吸入的氧气不能充分利用，人体就会因之发生功能、代谢和形态上的变化。人体的这种状态总称就是缺氧或低氧。根据引起缺氧的原因的不同，医学专家把引起缺氧的原因分为环境性缺氧、病理性缺氧、生理性缺氧和运动性缺氧四种类型。

2. 缺氧的一般表现

人体缺氧的一般表现为头晕、头痛、耳鸣、眼花、四肢软弱无力，继而伴有恶心、呕吐，呼吸急促而短浅微弱，心跳快而无力等症状。随着缺氧情况的加重，人体会逐渐出现意识模糊，全身皮肤、嘴唇以及指甲呈青紫色、血压下降，瞳孔散大，昏迷，严重的会因呼吸困难、心跳停止、缺氧窒息而致死。

以上所述的均为急性的、显性的缺氧，更应该引起人们重视的还是慢性的，隐性的缺氧。对大多数人来说，慢性的、隐性的缺氧危害不亚于急性的、显性的缺氧。因为这种缺氧既无法被及时察觉到，其引起的身体器官功能的缓慢损伤变化又难以发现。可以说，急性显性缺氧虽然危害大，但容易得到及时有效的治疗，而慢性隐性的缺氧则能杀人于无形，几乎所有慢性病的发生，都与器官组织长时间慢性缺氧有着莫大的关系。

通常人体正常的氧代谢是从呼吸系统的通气、气体交换开始的。呼吸过程的任何一个环节出现障碍都会造成气体交换的不充分。这时，人体会先作出代偿性的保护反应，通过神经反射作用或血气的直接作用，可使呼吸深度增加，继而呼吸频率加快，以满足机体对氧的需求。如果代偿性的反应仍不能满足机体的需要，就会出现缺氧。当人体缺氧时，动脉血氧分压低于正常水平，同时由于二氧化碳的积聚造成二氧化碳分压高于正常水平，这种症状总称为呼吸功能不全。当动脉血氧分压低于 60 毫米汞柱，或二氧化碳分压高于 50 毫米汞柱时，就称为呼吸功能衰竭。

3. 必须避免和纠正缺氧

通常缺氧所造成的危害的严重程度与缺氧持续的时间有很大关系，及时消除缺氧可有效避免或减少人体组织器官的损伤，迅速恢复机体氧代谢功能。如果缺氧状况长期得不到改善，细胞的损伤便很难恢复，并会导致机体器官病变。因此，高强度的脑力劳动者、长期待在氧含量较低的空调房间里的白领、手术前后的患者、到高原等地氧气稀薄地区的旅游者、失眠者、老人和孕期准妈妈们应注意及时给自己的大脑补氧。外供氧除直接吸氧外，还可以进行各种有氧运动，如散步、慢跑、深呼吸以及改善吸氧环境来为机体补充氧气。

小荷尖尖：计算呼吸还有什么其他的讲究吗?

王子居：如果你想用比较特别的计数的话，可以有计数至二十四、三十六、四十九、七十二、八十一、一百、一百零八、三百六十。这些数有些是平方数字，有些是一些特别的数字，所以可以采用这样的数字。

03 大脑缺氧，心脏必出问题

我们强调呼吸的重要性，因为它与人体的一切都息息相关，供氧能力直接决定大脑的专注度和灵敏性，大脑的状态直接取决于氧的供应。而我们常说心脑疾病，脑的状态又直接影响心脏的状态，心脏的状态又转而影响全身器官的状态，而这一切连锁反应的开始，就发生在你鼻子的一呼一吸之间。

人体所消耗的能量，主要来自体内葡萄糖的氧化，另外很少的一部分靠无氧酵解。显然，葡萄糖和氧气是人体产生能量的两个关键因素。而这两种物质都是依靠血液来运输的。因此，当大脑缺少能量时，血液是唯一可以解决大脑能量荒的途径。那么心脏是如何实现让血液更快地进入脑部的呢？它只有两个手段：一是增加心脏每次搏动的输出量，这会引起收缩压的升高。二是增加心脏跳动频率，这会引起舒张压升高。显而易见，血液更快速地进入脑部的结果就是血压升高。同时，心脏跳得更快更强劲，它的负担自然也就增加了。所以说，长时间处于高压状态，大脑缺氧，心脏一定会出问题。

从以上分析不难看出，当大脑出现能量荒，血压就会随之上升。那么什么情况会使大脑出现能量荒呢？一般医学专家认为由兴奋、紧张等引起的大脑能量荒，以及由此产生的高血压是生理现象，并非疾病。而很多心态非常平稳的人长期出现高血压症状是血液品质和氧气代谢的问题。

氧气充足时，一个葡萄糖可以贡献 38 个 ATP 的生物能；反之，如果氧气不足，一个葡萄糖则只能通过酵解贡献 2 个 ATP 的能量。也就是说，如果大脑得不到充分的氧气，无论获得多少葡萄糖，也会处于能量荒，并进一步导致高血压。

而高血压的出现并不是偶然的，它是各种因素长期积累下来的结果，当我们的葡萄糖从一次贡献38个ATP的生物能，逐渐滑落，到36个，30个，20个……我们的能量荒日渐加重，高血压症状慢慢出现。

几乎没有人在意我们的呼吸深度问题，很多人在意自己吃什么，用什么，做什么保健，参加什么养生讲座，进补什么保健品，可就是没注意到我们身体的第一营养——氧气是否充足。

如果你现在呼吸浅表，那么我们可以预言，只要这种不良呼吸方式得不到改善，十几年后，你将患各种很难找到具体根源的疾病。

04 疲劳乏力亚健康——关出来的“室内病”

在寒冷的冬季，大家一般都会待在家里或办公室里，紧闭门窗，打开暖气以抵御凛冽的寒风。然而在享受室内融融暖意时，往往忽略了室内的空气质量正在急剧下降，新鲜的空气也随着寒风被拒之门外，这是影响我们呼吸的大忌。因此，关闭门户保暖的同时，小心患上“室内病”。

“室内病”的易患人群大多是高楼大厦内的都市白领、教室里的学生和老师以及紧闭门户的老人。

1. 学生“睡不醒”

据一项调查统计发现：学生“睡不醒”与教室的空气质量关系最大。教室人数太多是室内空气质量不达标的原因之一，目前我国大多数学校都是四五十个学生挤在一间教室。有的地方甚至更多，每个学生占有的空间很小，不注意通风换气极易导致缺氧。尤其是在秋季、冬天、初春，老师怕学生着凉，图暖和不愿打开门窗通风。有时教室里的空气一整天都得不到补充和更换，二氧化碳浓度超标，个人身体中排出的臭气及散发出的异味越积越多，空气质量非常差。缺氧导致学生常感到疲劳乏力，精神不振。严重的还会出现胸闷、气短、头晕、头痛等症状，并最终造成机体免疫力下降，严重影响学生的学习效率，许多孩子成绩不好不是因为不聪明，而是因为缺氧大脑转不起来。

2. 白领头痛乏力

大家都有这样的体会，冬日里虽然外面天寒地冻，但只要一迈进高楼大厦，一股暖流立刻包围全身，楼里的温度通常都会比室外高出很多。有些商厦、办公大楼为了招揽顾客，为员工创造舒适的办公环境将暖气调得很高。于是许多整日待在高楼大厦里的人便会出现不同程度内热外寒的“怪病”：鼻咽干燥、胸闷气短、头晕眼花、出虚汗、血黏度增高、脉速及血压改变、尿量减少、四肢软弱无力等。这都是室内暖气给捂出来的“暖气病”的表现，呼吸不到新鲜的空气，在无形中危害着人体的健康。

3. 老人胸闷气短

随着活力的逐渐失去，老年人要比年轻人更加怕冷。随着气温的降低，不少老年人大大减少了室外活动的次数，这本是为了预防感冒受寒而采取的措施，可结果却导致了身体缺氧。老年人身体素质本来就比青壮年弱，呼吸也比年轻人短浅许多。老年人想要保持深长呼吸是特别吃力的，再加之长时间呼吸不到新鲜空气，身体尤其是大脑会长期处于缺氧状态，大多数疾病都是由此引发的。另外，还有一点需要特别注意，我国很多北方地区的居民有冬天在室内生煤炉或炭火取暖的习惯，这非常容易造成室内缺氧和一氧化碳中毒，不仅会引起各种慢性呼吸道疾病和其他多种病情，严重的可能危及生命。

即便是年轻人进入冬季，也容易出现四肢疲劳乏力、精神不振、胸闷气短、头痛等症状。这些症状的出现固然与换季时人体对外界的反应有关，但最关键的还是常被人们忽略的缺氧。由于气温降低，人们待在封闭环境里的时间大大增加，从而导致体内氧气供给不足。如果缺氧持续时间过久，人体就会出现一系列疾病，甚至将会危及生命。因此，冬天应该要格外警惕缺氧综合症。

一个冬天，北方供暖气的时间是 4 个月，占一年时间的 1/3，再加上夏天 3 ~ 4 个月的空调使用时间，一个人生活条件越好，缺氧问题越严重，我们不能仅仅贪求表面的舒适，而忽视我们身体对于空气的需求，我们不能只是照顾身体对温度的贪求，要照顾鼻子对空气的要求。

建议大家将室内温度控制在 20℃左右，注意经常开窗通风换气。冬季，室内温度越高，就越要保持室内空气清新。同时调节室内湿度，比如在室内暖气旁放置水盆、湿毛巾或者往地面洒水等，还可以用加湿器加湿，以避免居室内空气过于干燥。另外，还要注意多饮水、多吃水果，可增强人体免疫力。如果在室内待的时间长了，应到室外走走，参加有氧呼吸锻炼，这些都是避免缺氧不错的选择。

05 疲倦源于缺乏运动

“累”已经成为许多都市人的口头禅。现代都市中，疲劳感困扰着越来越多上班族。其实，疲劳感并不仅仅是由劳累造成的。生活中的许多因素都会使我们的精力下降，令人感到疲倦、劳累、乏力。

人们常常误以为运动会让人疲劳。事实上恰好相反，如果长期缺少运动，肌肉就会变得很虚弱，当机体要运用他们时，便需要花更大的气力。从而导致更长时间的疲倦，这种长时间的疲倦对于人体身心的负面影响是很大的。

强烈运动以及缺乏运动都会令人产生疲劳感，而其导致疲劳的原因都在于肌肉缺氧。强烈运动过程中，肌肉会消耗掉存贮的大量氧气，这些氧气不是凭借呼吸就能完全补充的，因而经过强烈运动后，肌肉会非常疲劳。而在缺乏运动的状态下，肌肉处于松弛状态，机体内气流不流畅，肌肉中存贮的氧气非常少，肌肉过度松弛，也会产生疲乏无力感。

但这两种疲乏无力是不同的，强烈运动以后虽然会感觉疲倦。但是机体是具有生气的，肌肉状态是积极的，而缺乏运动之后的疲倦感，是消极的，机体是缺少生气的。

经常运动的人，虽然会在运动后感觉疲乏、劳累，但他们平时应付一般的工作并不会感到吃力。而缺乏运动的人，即使应付普通的工作也会感觉到很疲惫、很劳累。

建议那些平时经常感觉到疲劳的上班族，或不爱运动的居家族，如果没有时间或者不喜欢去健身房的，就应当适量地学习本书中的小动作。先从室内的小动作做起，将小动作与日常生活融为一体，让自己拥有更加良好的身体功能。常做小动作不仅能使日常生活和工作轻松自如，还可以为将来的健康打下坚实基础。

06 压力、紧张造成的问题根在缺氧

我们知道，压力和紧张对身心的危害无比巨大。因为我们就生活在紧张的工作和生活压力下，但多数人并不知道，为什么压力会造成各种各样的伤害，伤害我们身体的不同器官。

深呼吸可以缓解紧张，神游于呼吸的瑜伽疗法就是很好的印证。这就是问题的所在。压力长期使我们呼吸困难或浅表，甚至于呼吸被淡忘。而紧张则能令人屏息，甚至在瞬间令人窒息。压力使人长期的慢性缺氧，而紧张则令人短时间内急剧缺氧，这两种缺氧都会令我们的机体产生各种病患。

我们已经知道，缺氧是导致细胞衰老加速的罪魁祸首。无论是大脑、神经、消化系统还是循环系统，只要缺氧，细胞就会立刻受到损害甚至死亡，人体功能就会随之下降。

人在氧气缺乏的环境中会忍不住地打哈欠。这个动作，是典型的身体自我保护机制的启动标志。越年轻的身体，对缺氧越敏感，所以婴幼儿只要一出现缺氧，就立刻会出现打哈欠、伸懒腰的现象。而老年人则相对反应迟钝，很少打哈欠。因此老年人的身体细胞易因不断缺氧而死亡。所以，婴幼儿越长越壮，老人越活越衰弱。如果老人呼吸能力特别强，那他就会非常有活力。我们从新闻中看到实况，巴马的百岁老人还能挑两桶水走在台阶上，要知道，挑两桶水走在台阶上需要腿部、肩部、腰部的肌肉有足够的力量，而肌肉要有力量必须以充足的“气”做前提。由此我们可以明确一件事，这位百岁老人呼吸肌的能力相当强。百岁老人的呼吸能力决定了他们的身体细胞依旧充满活力，医学研究人员对数十位三十到四十岁的办公室工作者进行过试验。他们根本不能挑起两桶水的重量走路。也就是说，他们肌肉的力量很弱，这是由于呼吸能力很弱，呼吸能力弱决定了身体功能弱。而这些最开始都是在工作压力下，呼吸日渐浅表所致。

当我们感觉紧张的时候，我们往往会忘记呼吸。这是因为全身肌肉都在收缩，而深呼吸状态下，肌肉是在慢慢舒张的。如果肌肉紧缩的时间达到一定长度，就会使呼吸出现暂停，我们大脑就会立即缺氧。要知道，我们的大脑是没有备用氧气的。我们肺里的存气量也只不过是一个呼吸的量。在过度紧张的情况下，大脑基本失去了氧气供应，而大脑失去氧气供应，就会短路，不可能正常工作。这就是为什么在极度紧张的情况下，人会变得语无伦次，思维混乱，大脑一片空白的原因。许多人因为过度紧张，而丧失了人生的宝贵机遇。许多人因为过度紧张，在情况危急时做不出及时正确的应急反应，而采取错误措施，或根本就忘记采取任何措施，造成的后果非常严重，甚至于丢掉性命。

在过度紧张时，由于肺无法提供足够氧气，大脑供氧不足，于是心脏就只能加速氧气输送。这时我们就会心跳急速加快，血脉突起，血压升高，因此容易紧张的人患心脏病的概率特别高。

对于城市白领来说，压力和紧张好像是一场噩梦，难以驱除。有些人对此束手无策，许多人则采取了各种各样的减压方法，但收效甚微。其实，应对压力和紧张的最好办法就是提醒自己深呼吸，只要将注意力集中于呼吸之上，采用鼻尖式呼吸，你就能消除压力和紧张。不要轻视这个已被大众流传的小方法，它非常有效。据有关医学调查发现，大多数情绪处于紧张状态的人忘记了提醒自己深呼吸，他们甚至于紧张到忘记了自己是处在一种紧张状态，大脑基本空白，失去灵活思维的能力。

对于消除压力，也基本上没有人采用呼吸方法。许多不了解呼吸锻炼的人对此是深怀疑问的，他们会认为如果呼吸那么有效，为什么不见有人采用?

我们要知道，呼吸这个动作虽然看似简单，但它实行起来却不是想象得那么容易的。一些人刚开始实行腹式呼吸，结果他们只实行了几分钟就感觉特别累。能真正坚持呼吸锻炼的人非常少，呼吸锻炼是一种高强度的运动。几十分钟的深度呼吸，如果不得法，会与慢跑几千米一样劳累。而不会导致劳累的鼻尖式呼吸，则因为需要注意力的高度集中，许多人也实行不下去。

由于得法的呼吸锻炼，尤其是鼻尖式呼吸，需要注意力的高度集中。普遍调动全身的呼吸肌达到一种供氧充足的和谐状态，所以它对于缓解压力、消除紧张的疗效是任何其他方法所无法达到的。

小荷尖尖：进行满息锻炼时，是不是还要观察身体的气息是否充满?

王子居：满息本身是气息灌满全身的意思，但这个满还是分程度的，随着呼吸的深、细、绵长，会更加满，也就是说呼吸令全身肌肉和皮肤产生的鼓胀感会更明显。观察呼吸对身体各部位肌肉和皮肤的鼓动情况，是呼吸锻炼进入到更高阶段时需要做的事情。

07 长期呼吸不良有多可怕

现在，很多科学家都认识到了呼吸的重要性。他们强调，许多慢性病的发生都与人体内细胞缺氧有关，特别是有些肿瘤的形成与缺氧有着很大的关系。但是，绝大多数人对正确呼吸的重要性依然认识不足，因为呼吸是本能的行为，空气是无偿的，所以很少人会去在乎自己日常的呼吸。

人类工业文明的进步，导致绿地面积不断减少，森林不断消失，汽车使用量不断增加，工业污染不断扩大。我们的空气中已经掺杂了汽油、烟尘、油漆以及各种化学原料等杂质和气味。

比大环境更加糟糕的是我们的小环境。我们上班的公共汽车是封闭式的、工作的办公室也是封闭的，空调也要求环境封闭。到了家里我们还是会把门窗关起来，有些人觉得外面太脏，有些人觉得开空调或暖气时开窗浪费。这些因素导致许多人几乎是生活在密闭的环境中。

封闭式的生存环境会让人长期缺氧，有人做过这样一个有趣的动物实验：将一雌一雄两条狗，放进一个一立方米的玻璃柜里，只留了一个直径1厘米的通气孔，半年之后，将狗杀死，解剖发现这两条狗与普通的狗有很多不同之处：

①神经系统：神经细胞萎缩，小丘脑萎缩。

②五官：眼睛的玻璃体轻度混浊。

③呼吸系统：气管的纤毛上皮细胞减少，而杯状细胞增多，分泌的黏稠物不易排出。

④心血管系统：心肌发生褐色萎缩，血管弹性纤维减少，而胶原纤维

增多。

⑤消化系统：胃肠道壁肌肉萎缩，出现脂肪肝、胰腺萎缩。

⑥泌尿系统：肾脏萎缩，肾小球数量明显减少。

⑦内分泌系统：甲状腺萎缩、肾上腺萎缩。

⑧血液系统：红细胞增生，网织红细胞增多。

⑨生殖系统：睾丸萎缩，卵巢萎缩。

⑩运动系统：肌肉萎缩。

这个实验告诉人们，长期缺氧是一件多么可怕的事情。两条狗在半年之内就会发生如此巨大的变化，而我们几十年如一日地生活在空气浑浊而又封闭的家居和工作环境中又会导致身体功能的哪些变化呢？大的环境我们没有办法去逆转，但我们可以从自身做起，爱护环境，改善起居小环境的空气质量。我们要学会尽量让自己所处的环境开放，从空调房、空调车中走出来，经常开窗通风换气，流通的空气即便有灰尘也比封闭浑浊的空气要好。

好运连连：冥想呼吸有没有简单易学的方法？

王子居：冥想呼吸有很多方式和方法，简单的有：（1）. 在吸气时，观察气从鼻前一尺至三五尺远的地方吸入，然后经过自己的鼻、喉、心、脐等重要部位然后到达会阴，并且运行到全身。（2）. 在呼气时，想象自己的气从鼻子出来，然后呼到了身前一尺到五尺的空间中。（3）. 做得熟练时，可以想象空气是一团白色的气体，从外界进入身体，并从身体呼出到外界。

08 孩子捂得越严实，越容易生病

年轻的父母比较怕冬天。因为冬天来临，气温骤降，天气转冷，许多儿童会因气温变化过大患上呼吸道疾病。如感冒、气管炎、肺炎等。因此一到冬天，许多父母就如临大敌，紧闭门窗，限制孩子的户外活动，生怕孩子冻着。可事实上，医生们已取得共识，天冷时家长过度保护孩子，孩子更容易生病。

天气一冷，儿童的抵抗力会下降，容易生病。经常生病的儿童体质相对较差，除了先天体质因素外，家长的喂养和护理方式也是影响儿童体质的重要原因。大多数家长只注意孩子吃饱穿暖，却不重视孩子的体格锻炼，这是十分普遍的现象。生病的孩子普遍存在受家长过度保护的问题。许多到医院来看病的患儿无一不是穿得厚厚的、包得严严实实的。而事实上，适当的冷空气刺激，有助于提高孩子的机体耐受力和免疫力，每天深吸几口冷空气，坚持一年四季用冷水洗脸等都是不错的提高机体免疫力的锻炼方式，不必将孩子保护在温室中，这样更容易在气温下降时患呼吸道疾病。

要想保持健康，就必须接触自然界的空气。如果孩子夏天吹空调，很少接触自然的空气，他就容易在夏天生病；如果孩子冬天躲在暖气房中，很少接触外面的冷空气，他就容易在冬天患病。按瑜伽学所说，空气是宇宙的能量源泉。孩子躲在屋里，跟宇宙能量断了联系，他怎么能健康呢?不生病是不可能的。按照现代医学理论来说，不流通的空气质量差，而冬天空气干燥，干燥的空气越是温度高，越容易刺激呼吸道，孩子呼吸这样的空气，自然易感冒。

在冬天，天气不是太冷的时候，要让孩子有一定量的户外活动，多呼吸一些新鲜空气，对孩子有益处。夏天，也不能总让孩子待在空调间，温度稍低的日子，或早晨、傍晚，让孩子出来呼吸新鲜空气，参加活动，也是非常有益的。

特别注意避免婴儿窒息

与成人可以用意识主动调节呼吸不同，婴幼儿的呼吸是完全由神经自律调节的。如果外部环境发生不利呼吸的变化，婴幼儿无力主动调节，这就要求父母在看护婴幼儿时，要注意避免孩子发生窒息。

有这样一则案例，一对年轻夫妻给自己 1 岁多的孩子盖被子时，为避免孩子夜间着凉，将被子盖过幼儿的头部。次日清晨把被子掀开一看，孩子早已停止了呼吸。这是因为被子盖过幼儿头部，造成供氧不足而窒息死亡。

在生活中，刚做父母不久的年轻的爸爸妈妈在照顾孩子睡觉的时候，有许多应该注意的事项。特别是在冬天给孩子盖被子时，应注意不要盖过幼儿头部，并切忌给孩子使用太过松软的枕头，以消除孩子睡眠环境中存在的潜在危险。另外，孩子因感冒鼻塞引起的呼吸不畅也需要注意。

09 过度哭泣可能导致缺氧致病甚至死亡

不少孩子哭闹时经常憋得脸色发黑，其主要是由于孩子在哭泣时血液中的含氧量降低导致的。因为人体的血液中所含氧气量的多寡是决定血液颜色的因素。比如，动脉血因含氧量高，所以颜色鲜红；静脉血因含氧量少，所以颜色暗红。一般血液的颜色可体现在肤色，举例来说，贫血的人血液较稀释，所以肤色显现苍白；而喝过酒或刚运动完的人心跳加快，血液循环加速，所以肤色显现红润。

幼儿哭泣时脸色变黑，其原因有如下几种：

第一，哭泣的动作是拖长的呼气而非吸气，一般吸气相对呼气较少。因此，哭得越久，进入身体内的氧气越少，造成血液中的含氧量降低所致。

第二，一般情况下人体在呼气结束后，肺泡里还残存着大约 2/3 的空气，这样即使短暂地停止吸气，肺内循环的血液还可以将存留空气中的氧气带入血液中。但是幼儿在剧烈哭泣时，造成肺内的空气被用力地排出体外，肺内的空气残留量有限，因此，血液能获取的氧气量自然也就随之减少。

第三，一次剧烈的哭泣相当于一次剧烈的运动，身体内氧气的消耗量就会较平静时增加许多，因此，哭泣时血液中含氧量较平静时低。

第四，哭泣时会使肺内压力升高，造成血液循环减慢，其获氧量自然减少，又加之部分静脉血流可能掺入到动脉血流中，所以造成四肢的血液含氧量锐减。

综上所述，幼儿在哭泣时脸色及肤色会变暗发黑是正常的现象，家长不必太紧张。当然，对于某些心肺功能不佳的孩子来说，剧烈的哭泣导致血氧降低是十分危险的情况，因此家长要特别注意，尽量避免其剧烈哭泣，以免造成危险。

与婴幼儿不同，成人的哭泣，对身体的伤害要大得多，因为成人的哭泣是带着强烈感情的。成人在哭泣的时候，因为强烈的情绪，导致呼吸肌运作异常，扯动诸多肌肉异动，对身体内的器官产生危害，尤其是对心肌，越伤心，心肌受伤害就越大。由于哭泣导致全身肌肉的抽搐等异常运动，容易使整个机体陷入异常状态，再加上人体因哭泣而高度缺氧，在极短时间内就能对全身的功能造成巨大的负面影响。

大爱无疆：孩子不停哭怎么办？

王子居：可以多问问医生有没有办法，自己能操作的就是转移孩子的注意力，可以多动动他，逗逗他。

10 有氧运动只能算是饮鸩止渴

医学界专家一致认为，如果体育运动没有正确呼吸的有效配合，那么，想通过有氧运动来促进身体的有氧代谢，就无异于饮鸩止渴。体育运动被医学证实有很大的负作用，进行一定量的运动后，人体就会疲劳，只要感觉疲劳，就会促使人体产生更多的活性氧。氧自由基将会导致细胞膜脂质过氧化损伤，这是疲劳发生的重要机制之一。

正常情况下，人体内参与代谢的氧大多数会与氢结合生成水。然而有4%～5%的氧将被体内的酶催化形成超氧阴离子，后者又可形成过氧化氢，它们都属于自由基。自由基是指那些最外层电子轨道上含有不配对电子的原子、离子或分子。自由基具有高度的氧化活性，它们极不稳定，由于活性极高，它们积极攻击细胞膜、线粒体膜，与膜中的不饱和脂肪酸反应，造成脂质过氧化增强。脂质过氧化产物又可分解为更多的自由基，形成一个循环，进而引起自由基的连锁反应。这样，膜结构的完整性受到破坏，就引起肌肉、肝细胞、线粒体、DNA、RNA 等的广泛损伤。注意，是广泛损伤，体育运动引起的不仅仅是肌肉劳损，而是广泛的机体损伤。这种广泛损伤会引起各种疾病，诸如炎症、癌症、扩张性心肌病、老年性白内障、哮喘等。现代医学对自由基越来越重视，认为它是人体疾病、衰老和死亡的直接参与和制造者。

我们要想通过运动实现健身目的，就必须设法减少体内过多的自由基生成，并增强机体清除自由基的能力。否则你参加健身运动只能适得其反，反而造成对身体的伤害。

为什么说我们做运动以达到更多地吸收氧气的目的，是饮鸩止渴的行为呢？这是因为人体运动时需要消耗更多的能量。只有这样才能促使机体对氧的摄取和消耗量一起增加，这个增加其实是强迫身体扩大消耗，然后，身体固有的功能补足这种消耗。因为运动迫使被动呼吸的机体加大呼吸量。也就是说，通过运动使肌肉活动，由于肌肉本身也都充当呼吸肌，这就加大了机体呼吸的空气量。所以说，有氧运动看起来是主动的手段，得到的却是被动的效果，因为人的意识主动了，而机体功能却被动了。运动之所以会导致体内自由基成比例增加，是因为运动时机体处于相对缺氧状态。因为运动就是通过迫使身体缺氧，然后迫使身体迅速补氧来实现加大氧的摄取的，身体缺氧时，体内的细胞质内钙离子浓度增加、体温增加、儿茶酚胺水平升高，运动中和运动后人体血红蛋白的自主氧化速度增加等均可引起自由基的增加。另外，由于运动可增加氧利用的速率，这导致通过电子传递链的电子流也会增加自由基的产生。有关研究发现，运动到精疲力竭后肝脏和肌肉的自由基会增加 2 ～ 3 倍。更可怕的是，在自由基增加的同时，大强度运动也消耗机体的抗氧化物质（维生素 C、维生素 E、巯基），从而降低机体的抗氧化能力。运动在大量制造自由基的同时，还削弱了机体清除自由基的能力。这两方面作用结合到一起，运动不仅达不到健身的目的，相反还会损害健康。实际上，做高强度运动的运动员，染上感冒和感染其他疾病的情况时有发生。运动员高强度的训练使身体产生大量的自由基，事实上是在损害自己的免疫系统，所以，运动员中很难有可以长寿的人。

运动营养学家们解决这个问题的思路是怎样的呢？他们认为，要防止运动中产生自由基，只有两种方法，一是选择适当的运动，二是补充一定量的抗氧化物质，以增强人体清除自由基的能力。

我们接触的一些呼吸锻炼的忠实实行者中，有不少是因为体质比较弱而进行呼吸锻炼的。他们的亲身感受告诉我们，当身体疲劳的时候，如果能够静下心来去感觉，就会知道，哪怕只是做做手指运动也会令肌肉里的神经发出不适的信号，这就是身体在抗议了。在这个时候哪怕最轻微的动作也会对身体有害，而他们卓有成效的深呼吸运动虽然调动了更多的肌肉，但神经却会发出愉悦舒适的信号。这些呼吸锻炼者中不乏瑜伽师、禅修者，他们对呼吸的感觉是非常细微和敏锐的，他们共同的经验就是，如果你专心致志地去做一件事，那你是不会感觉到神经对你发出的那些较轻微的诸如疼、酸、麻等不适的信号的。而如果你静下心来仔细感觉身体，哪怕你只是做一个手指的小动作，也会感觉到你的神经是非常明确也很强烈地发出不适的信号。我们强调用深呼吸、缓呼吸、细呼吸，也就是鼻尖式呼吸来取代有氧运动，是因为在一般运动时，你肌肉参与的越多，氧气和能量的消耗就越大，你就越劳累，自由基就产生越多。而在呼吸运动中，你的呼吸深度越大，你呼吸肌参与呼吸的范围越广，你就越舒适，越轻松，机体就得到更好的补养。有些医学家认为，当运动量和强度合适，并且伴以正确的呼吸时，不但不会增加体内自由基的生成和脂质过氧化产物，肌肉、肝脏和血液的抗氧化能力会增加15%～50%：超氧化物歧化酶、谷胱甘肽过氧化物酶和过氧化氢酶的活力都会增加，有正确呼吸做前提的运动可提高机体抗氧化能力，有益健康。但是，这个理论也只适用于一部分人，运动量和强度的把握实际上是非常难的，大多数人并不能真正正确地把握这个尺度，原因就是，当一个人不能完全放松精神，注意力不能集中到肢体的感觉上来时，他就无从察觉身体发出的那些比较轻微的诸如疼、酸、麻、累的信号，这样，他就基本上不能有效避免自由基的产生。

我们的思路和如今风靡世界的健身运动学说有什么区别呢？区别就在于，运动学要通过透支体内氧气，强迫身体补氧，从而实现呼吸强度增大，活化身体功能的目的。而我们的思路则是，先运用鼻尖式呼吸等良好呼吸方式补充氧气，然后再以轻度运动肌肉消耗氧气。

关于运动营养学家所推荐的补食抗氧化食物和抗氧化药物，也有人持保留态度。因为自由基作为人体自然免疫系统的一部分，它发挥着一定的有益作用。长期滥用抗氧化剂可能有损自由基的正面作用，我们要想有效抵抗氧化，还得从正确的呼吸方式入手。

长动不衰：我一直深信有氧运动，我坚持了十几年，但问题却是，我的身体功能并没有越变越强，相反，我现在面临很多问题。

我的肌肉经常损伤，另外，我的关节炎也愈来愈厉害。我以前总认为这是受潮湿的缘故，最糟糕的是，我的肌肉损伤牵连到了心肌，而这一切居然是运动过程中产生的自由基的罪过。听到你说的广泛损伤我决定改正我的运动。

我觉得你说的先补足气，然后运动消费力，而不是先消费力，后补足气，这非常具有哲理性。现在我总是先做一个小时的呼吸锻炼，然后才去进行体育运动，当我不再透支气的时候，我发现，我的肌肉不再劳损了，关节炎也好多了。

我想我还得继续多储蓄点气，少消费点力，这样算是对身体资源的比较明智的规划。

第六章

Chapter 6

百病之生，根源在气

一些物理治疗家认为，相当多的人正经受着由于呼吸失调（呼吸得太重而且过快）造成的痛苦。除了呼吸上的症状之外，这种呼吸失调还可能导致眩晕、心悸、胸痛、视觉模糊、感觉混乱、轻微的失神、呼吸短促以及腹胀。最后，可能各种癌症都由此形成……更糟糕的是，医生通常不会把这些症状联系在一起，因此很难发现问题根源之所在。只有将所有的问题联系在一起分析时，才会发现原来是你的呼吸模式出了问题。

01 呼吸系统疾病是人类健康的头号杀手

提到"健康杀手"，人们一般首先想到癌症、糖尿病、心脏病等严重威胁人类生命的重大疾病，却往往忽视了生活中的健康隐患。事实上，目前因呼吸系统疾病而导致死亡的人数已高居各类疾病之首，呼吸系统疾病已成为人类健康的头号杀手。

呼吸问题之所以越来越严重，同我们的生存状态发生变化有着密切关系。社会科技的不断发展与进步，在给我们的生活带来很多便利的同时也带来了诸多问题，在一定程度上对人们的身心健康造成了危害，比如环境污染。

随着城市化进程的不断加快，城市环境污染问题日益严重。生存环境的破坏、污染、恶化和各种不良生活习惯的影响，导致因呼吸系统疾病而死亡的比率正在逐年上升，目前呼吸系统疾病已成为导致死亡的头号“杀手”——这是全国呼吸衰竭学术研讨会上专家们经过论证而得出的结果。

由全国肿瘤预防办公室完成的，20世纪80年代末、90年代初中国人口死亡原因抽样调查结果显示：因呼吸系统疾病而导致的死亡的人数占全国总死亡人数的22.77%，呼吸系统疾病导致的死亡人数在各种疾病中居于首位。各种呼吸疾病引起死亡的最常见且最直接的原因就是呼吸衰竭，而在引起死亡的呼吸衰竭中又以慢性呼吸衰竭为主，而造成慢性呼吸衰竭情况，在临床上又以慢性阻塞性肺疾病(COPD)最为常见。据不完全统计：目前我国15岁以上人口中COPD患病率约为3.17%，如患者不加以注意，COPD最终将发展为呼吸衰竭、肺心病。但由于人们一直没能够从根本上解决COPD的源头问题，没有注意到呼吸问题，使其病死率一直徘徊在15%左右。

目前，中国城市空气污染类型正在由煤烟型向燃油混合型转变。首要污染物已由烟尘转为氮氧化合物。全国酸雨区面积呈扩大之势，已经由最初的点状分布扩展成片状分布，由西南局部地区扩展到西南、华南、华中、华东大部分地区，人类的生存环境正在逐渐的恶化。此外，现代人像吸烟之类的不良生活方式，更大大增加了呼吸系统的负担。而一些新兴的产业也不可避免地增加了员工职业性肺损害的几率。还有人们居住小环境的因素，如居室装修、厨房烹调油烟等都会对人体呼吸系统造成巨大威胁。

综上所述，人类生存环境的污染程度日益严重，加之不良的生活习惯和生活工作中不可避免的呼吸道伤害。再加上最为致命的一点，不正确的呼吸方式使得呼吸肌能力衰退，而目前社会生存状态发生了许多变化，这些变化让我们更容易在不知不觉中习惯于错误的呼吸方式。上述众多因素综合起来，使得呼吸疾病逐渐成为人类健康的头号杀手，这就要求我们每一个人都要关注呼吸健康，学会最健康正确的呼吸方式，防微杜渐，防患于未然。

02 一呼一吸中的微生物战争

我们的呼吸系统是人体与外界环境沟通最密切的一个通道，如果这个沟通停止，就表明我们的生命也走向了终结，但只要这个沟通存在，人体就时刻面临病毒和细菌的攻击。

从医生的角度看，空气中充满了人类肉眼看不到的微生物，它们中的绝大多数与人体和平共处，而有些则威胁着人类的健康。呼吸系统是这些微生物入侵人体的最主要通道，感冒、咽喉肿痛以及肺炎是生活中最常见的呼吸系统感染性疾病。事实上，外界微生物对人体呼吸系统的攻击无时无刻不在发生，值得庆幸的是进化使得人类拥有了防御这些外敌入侵的完美武器。

人类历史上第一次看到这些微生物的科学家是荷兰人列文·虎克（1632 ~ 1723），同时他也成为最好的显微镜制造者和使用者。列文·虎克是一个自学成才的科学家，没有受过任何专业科学指导，甚至不会阅读拉丁文写成的科学文献和著作——不过这也是一个契机，使他不必受已有科学理论的影响，也没有任何教条的限制。一次偶然的机会，他的一个科学界好友，著名的解剖学家格拉夫 (1641 ~ 1673) 写信向皇家学会介绍了列文·虎克的工作情况，并把他的信译成英文和拉丁文发表在《哲学学报》上。1669 年，列文·虎克把自己的牙垢放到自制的显微镜下观察（放大约 300 倍），惊奇地发现一群“活的野兽”，“一点点小牙垢里的生物，比整个荷兰的居民还多！这真是一个无比奇妙的世界！”列文·虎克透过显微镜推开了一扇通往微观世界的窗子，第一次准确地描述了细菌微生物的形态，为日后微生物的研究创造了有利条件。

当时，全世界的科学爱好者纷纷涌向荷兰，都要见识一下这个肉眼看不见的奇妙天地，连俄国沙皇彼得大帝和英国女皇也跑来荷兰对着这个小小的显微镜探头探脑。列文·虎克，也顺着显微镜这扇窗子迈进了英国皇家学会。

这扇窗开启了人类对疾病的全新认识，而对于呼吸系统而言，这个我们肉眼无法所见的微观世界，无疑是大多疾病的根源！

03 人与细菌的生死之争在呼吸道中进行

我们知道，只要进行正常地呼吸，呼吸系统就一定得跟微生物打交道，因为空气里漂浮着数量庞大得超乎想象的微生物。

我们人体层层把守，严密地防范着这些微生物的入侵：皮肤保护着我们的躯体（破损的皮肤是微生物入侵的缺口），胃酸几乎能杀死食物中的所有微生物。归根结底，人体跟微生物打交道最多的就是呼吸系统，它无疑是微生物最方便的入侵途径。

当微生物对人体大举入侵时，人体的免疫系统就会发挥作用。以感冒为例，约90%的感冒是由病毒引起的，引起感冒的病毒大多是鼻病毒。这种病毒一般在鼻腔部的细胞中，通过感冒患者的喷嚏散播到空气中，随时伴随呼吸进入呼吸道。鼻毛是呼吸道阻拦这些灰尘、细菌、病毒的第一道关卡，可以拦截住一部分微生物的入侵。但是，有些狡猾的病毒非常小，很容易就绕过鼻毛，进入鼻腔。这时鼻腔相当于第二道防线，保护呼吸道的是鼻腔黏膜分泌的黏液。当人体察觉到有微生物入侵时，鼻腔黏膜会分泌更多黏液，将细菌、病毒等裹覆其中，通过有纤毛的运动将它们“扫”出呼吸道。

流行性感冒简称流感，是由流感病毒引起的急性呼吸道传染病，病原体为甲、乙、丙三型流行性感冒病毒。流感通过飞沫传播，临床上有高热、乏力、全身肌肉酸痛和轻度呼吸道症状，其病程短，有自限性，中年人和伴有慢性呼吸道疾病或心脏病的患者易并发肺炎。流感病毒中尤以甲型极易变异，往往造成暴发、流行或大流行。自 20 世纪以来已有五次流感世界性大流行的记载，分别发生于 1900、1918、1957、1968 和 1977 年，其中尤以 1918 年的一次流行最为严重，全球因流感死亡的人数达 2000 万之多。我国从 1953 ~ 1976 年共有 12 次中等或中等以上的流感流行，每次流行均由甲型流感病毒引起。进入 80 年代以后，流感的疫情有所好转，以散发或小暴发为主，没有大规模的流感流行发生。

流感的流行特点主要有：突然发病、发病率高、蔓延迅速、流行过程短但多次反复。

传染源：流感的传染源主要是流感患者，自潜伏期末即可传染，尤以病初 2 ~ 3 日传染性最强，患者体温正常后则很少携带病毒，排毒时间可长达病后 7 天之久。病毒存在于患者的鼻涕、口涎、痰液中，并随咳嗽、喷嚏等方式排出体外。由于身体有免疫功能，人体感染后可不发病，成为隐性感染者。虽然患者带毒时间短，但在人群中极易引起传播，医学界迄今尚未证实有长期带病毒者。

传播途径：流感的传播途径主要通过空气飞沫传播。病毒存在于流感患者或隐性感染者的呼吸道分泌物中，通过说话、咳嗽或喷嚏等方式散播到空气中，并会保持 30 分钟左右，易感者吸入带有流感病毒的空气后即能感染。流感的传播速度取决于人群的拥挤程度。另外，通过污染餐具或物品的接触，也可引起流感的传播。

易感人群：大众对流感病毒普遍易感，与其年龄、性别、职业等均无关。人体的抗体于感染病毒后 1 周产生，2 ~ 3 周达到高峰，1 ~ 2 个月后开始下降，到 1 年左右降至最低水平。抗体存在于血液和鼻分泌物中，而鼻分泌物的抗体仅为血液中的 5% 左右。流感病毒甲、乙、丙三个型别之间无交叉免疫，感染后人体免疫维持时间不长，据医学观察发现，感染 5 个月后虽血液中有抗体存在，但仍能再次感染同一型病毒。呼吸道会产生分泌型抗体，阻止病毒的侵入，但当局部黏膜上皮细胞脱落后，即失去其保护作用，故局部抗体比血液中的抗体更为重要。

04 干燥上火——烘出来的“室内病”

无数的病例证明，干燥的空气对人体产生的危害是非常严重的。在一般情况下，人体的适宜健康湿度在 45% ~ 65%RH。但是到了秋冬季节，北方地区的空气湿度一般在 30%RH 以下，远远达不到人体的湿度要求。

干燥引发“过敏”和流行病

日本名古屋大学健康环境医学系教授须藤千春先生经过研究发现：1961 ~ 1991 年间，日本过敏性疾病的发病率上升了 33% 以上。这些疾病高发是由于人们自幼年起，长期生活在湿度较低的环境中，导致机体免疫力下降而造成的。日本早稻田大学的井上宇教授搜集了近百年来世界各国流行病的相关资料，研究发现：流行病多发期及死亡率高峰期均在干燥的秋冬季节。所以我们在秋冬季节时要预防流行病，就一定要注意水分的供给，尤其是呼吸道水分的补充。

空气干燥对儿童的危害

许多呼吸系统的疾病（如哮喘、肺气肿、支气管炎等）之所以高发，是由于我们自幼年起，长期生活在过于干燥的环境中，机体免疫力下降而造成的；另外，处于成长期的婴儿，身体各方面功能都比较脆弱，呼吸系统中的气管、支气管抵御病毒的能力就更弱。

空气干燥对女性的危害

空气干燥导致身体的水分过度流失，加速了女性的衰老。人体皮肤的肌纤维是由大量的水溶性胶原蛋白构成的。干燥使肌纤维因快速失水而收缩，环境越干燥，肌纤维就越绷紧，久而久之，肌纤维可能因绷紧过度而断裂，导致皮肤出现不可恢复的皱纹。由于南方的空气比北方湿润，所以南方人比北方人的皮肤要好得多。

易感人群：冬、春季节是流感多发期，由于老人、幼儿的身体抵抗力比较弱，更容易受细菌、病毒的侵害，而温暖干燥是许多病毒和细菌滋生、传播的最佳环境，所以，主动创造健康湿度，及时切断细菌、病毒的传播途径，才能有效降低流感一类疾病的发生。

其他危害

在干燥的环境下，家具、乐器容易开裂和破损。另外，干燥还可使人体带上 2000 ~ 7000 伏的高压静电，现代社会中，由于家用和办公电器的普及，静电更是无处不在，严重的静电不仅会使皮肤起斑生疮，还会使人出现心情烦躁，头晕胸闷、喉鼻不适等多种症状。

就生活环境因素来说，干燥上火的易患人群多为长时间吹空调者。天气一冷，空调和暖气便成了人们取暖的必需品。但打开空调时间久了，便会让人感觉口干舌燥，原本滋润的肌肤也开始干燥脱皮。随之而来的就是上火。在这一方面暖气要优于空调很多，但每年 4 个月的暖气还是容易让人上火，有人早晨起来鼻涕带血丝或鼻腔明显感觉干燥，就是因为空气干燥而上火造成的。

医学专家指出：人生活在相对湿度为 45% ~ 65%RH，湿度指数为 50 ~ 60 的环境中最为舒适，而冬季供暖期的室内湿度一般仅为 15%RH。因此，在这样的房间待久了，很容易会出现干燥上火的现象，对人体的免疫力也有不利影响。

在干燥的环境中，人体呼吸系统的抵抗力降低，极易引发或加重呼吸系统的疾病。有研究结果表明，当空气湿度低于 40%RH 时，鼻部和肺部呼吸道黏膜就会出现脱水、弹性降低、黏液分泌减少等症状。同时黏膜上的纤毛运动也会减缓，空气中的灰尘、细菌和病毒等容易附着在黏膜上，刺激喉部引发咳嗽，还易引发支气管炎等呼吸道疾病。除此之外，空气干燥时，流感病毒和引发感染的革兰阳性菌的繁殖速度加快，很容易随着空气中的灰尘扩散，从而引发呼吸道疾病。另外，干燥的空气还会使人体表皮细胞脱水、皮脂腺分泌减少，导致皮肤粗糙、起皱、开裂甚至引发过敏性皮炎、造成皮肤瘙痒不适等等。

05 甲醛中毒——装修出来的“室内病”

甲醛中毒的易患人群多为居室新装修者。喜迁新居的人往往会在搬进新家前一段日子总是感觉鼻腔发干、咽部发痒，偶尔还有少量清痰。多次到医院诊断，一般医生会按感冒处理，即服用感冒药和抗生素，但是迟迟收不到明显效果。最后经室内环境检测中心的工作人员检测发现“病根”就在新家的空气上：新装修的居室内空气中的甲醛含量超标。

医学专家指出，由于建筑建材、装饰材料和家具产生的有害物质如甲醛、氨气等，会刺激人体的呼吸系统，并使人体免疫力下降，容易诱发呼吸系统的疾病。现代科学研究表明，甲醛对人体健康有严重的负面影响。当室内甲醛含量为0.1毫克/立方米时，人们就会闻到异味，并有不适感；当空气中的甲醛含量达到0.5毫克/立方米时，就会刺激眼睛引起流泪；当甲醛含量达到0.6毫克/立方米时，会引起咽喉不适或疼痛；如果甲醛浓度再高，就会引发恶心、呕吐、咳嗽、胸闷、气喘甚至肺气肿等症状；当空气中的甲醛含量高达230毫克/立方米时，可导致人当场死亡。

长期接触低剂量甲醛，会引起许多慢性呼吸道疾病、女性月经紊乱、妊娠综合征，导致新生儿的体质降低、染色体异常，甚至诱发鼻咽癌。高浓度的甲醛对人体神经系统、免疫系统和肝脏等都有严重毒害，还可刺激眼结膜、呼吸道黏膜，引起流泪、流涕，从而引发结膜炎、咽喉炎、哮喘以及支气管炎和变态反应性疾病。甲醛还是致畸、致癌的因素之一，据流行病学调查发现，长期接触甲醛的人，可引起鼻腔、口腔、鼻咽、咽喉、皮肤和消化道的癌症。

06 刚刚引起重视的小儿呼吸异常

近年来，婴幼儿的呼吸异常现象得到了越来越多的重视，过去由于其很不容易被察觉，所以往往给婴幼儿的生长发育带来极大伤害。尤其是新生儿及幼儿的睡眠呼吸暂停症状，还极有可能是引起婴幼儿猝死的重要原因，而发生这种情况时，家长和医生往往认为是感冒、伤寒或其他原因。

1. 什么才算呼吸异常

因为婴幼儿的呼吸道尚未成熟，特别是正常新生儿的喉头软骨较软，协调能力不足，而且鼻道小、容易鼻塞，所以偶尔喉头处会出现打鼾般的呼吸声。这种呼吸声时而明显，时而暂停，这样并非生病，父母不需要担心。

另外，新生儿多是用鼻式呼吸，不太会张口呼吸，所以轻微的鼻塞就会让宝宝很不舒服。尤其在喝奶时，鼻子塞住呼吸不畅，嘴巴又忙着喝奶，以致经常中断喝奶去呼吸。

我们已经强调了成人缺氧的危害性，对于婴幼儿来说，缺氧问题更是一个需要引起父母高度关注的问题。因为婴幼儿缺氧将影响其成长的器官功能，并影响他的免疫力，以及他五官的感知能力，一个婴幼儿能否健康成长与氧气的充足与否密切相关。家长既要注意观察婴幼儿的呼吸，也要在观察呼吸的同时，注意宝宝有没有其他的相关症状，从而进一步地确定是否生病。如幼儿嘴唇的颜色、活动的能力、有没有咳嗽、流鼻水、发烧、喝奶的状况如何等。

2. 指标判断呼吸异常

要观察婴幼儿是否有呼吸异常的状况，可以简单地从以下 3 个方面入手：

①呼吸的速度。新生儿呼吸速度约为每分钟 40 ~ 60 次，随着发育成长，其呼吸速度会逐渐减慢，婴幼儿呼吸速度约为每分钟 20 ~ 30 次，到了成人则大约是每分钟 15 次。呼吸速度的异常主要表现为呼吸频率太快造成呼吸急促，或是频率太慢造成的呼吸迟缓、呼吸暂停等。

②呼吸的深度或形态。在睡眠情况下，婴幼儿的呼吸平顺、有规律，并且有一定的深度。当发生呼吸异常，会有呼吸费力的表现，家长可以观察到婴幼儿有胸凹的情形，也就是肋骨下缘与腹部交接处会有凹陷的现象、中央的胸骨凹陷或胸骨上方与颈部交接处凹陷，这是由于呼吸肌费力造成的。

③呼吸的声音。如果婴幼儿的呼吸有杂音，多是因为呼吸道的分泌物增加或呼吸道狭窄而产生的，还有可能伴有鼻翼翕动、喘息式呼吸等。有的宝宝出现呼吸异常时，呼吸声音会变得很大、嘈杂，甚至可以听到喘鸣声、哮鸣声或水泡状的声音等。如果呼吸杂音明显，不用听诊器也能辨别出来。

3. 呼吸异常的危险

当婴幼儿出现呼吸异常现象时，最危险的是造成呼吸衰竭或是无法换气，进而机体缺氧，导致器官组织的损害甚至死亡。婴幼儿呼吸异常，如果不加以警惕可能会随病情恶化而发展成呼吸衰竭，也可能突发为呼吸道阻塞（如痰阻塞），或是造成呼吸暂停而无法换气。如果婴幼儿在缺氧的过程中造成脑部伤害，这对其将来的神经发展也可能产生不同程度的影响。孩子智力低下，可能是营养的问题，也可能是遗传的问题，更可能是呼吸异常导致缺氧的问题。

4. 如何预防呼吸异常

呼吸是维持生命基本的能力，家长要不时地小心观察婴幼儿的呼吸情况。尤其是新生儿，了解呼吸状况并能及时发觉异常，采取相应措施，这是许多父母必须学习的。在过去漫长的岁月里，人类忽视了对小儿呼吸的关注，这导致在过去发生了许多不幸的事件。从本书开始，我们提倡这样一个观念，小儿正常呼吸是决定身体健康发育的最重要因素。

①怀孕期就开始预防。母亲在怀孕期间，注意过敏性食物要适当摄取，以减少新生儿发生气喘的概率。此外，千万不要随便使用药物，并且一定要戒烟。

②生产方式的考量。生产时最好选择到有能力处理新生儿急救的医院，这样在第一时间就能给新生儿最好的保护。胎儿瓜熟蒂落是最好的自然生产过程，择日剖宫产反而可能弄巧成拙。胎儿出生以后，母亲要尽可能哺喂母乳，给宝宝提供最自然的抗体来源，以增加新生儿的身体抵抗力，并减少过敏性疾病的发生概率。

5. 呼吸异常和婴儿猝死症

婴儿猝死症是威胁婴幼儿生命的一大杀手，一直是婴幼儿死亡（尤其是1岁以内）的三大原因之一。目前医学界仍然无法解释婴儿猝死症的具体发生原因，也无从得知为什么婴儿会莫名地呼吸暂停，医学专家总结造成婴幼儿猝死的可能危险因素包括早产儿、低体重儿、婴幼儿趴睡、父母吸烟、感染等。

因此，在婴儿的护理时要高度注意和呼吸有关的两个主要临床表现，即睡眠动作异常和睡觉打鼾。如果婴儿睡眠时的呼吸时断时续，而且出现手脚乱动，就要时刻保持警惕了。另外，不要让婴儿睡眠时吸吮乳头，要保持婴儿正确的睡姿，头略微侧偏为宜。

父母千万不要轻信最近流行的一些什么感冒是身体自动调节的表现的

论点，这一点对成人是有些道理的，用在小孩子身上就不适合了，小孩鼻塞、感冒不可等闲视之，不能一律等他自然好起来。

07 粉尘空气导致可怕的铅中毒

当我们看到一个脾气暴躁，带着明显暴力倾向，非常神经质的人，我们很少能想到，他之所以如此，可能是因为小时候不注意，铅中毒造成的。

有位周女士的孩子记忆力非常差，成绩一直不太好，脾气还很暴躁，经常动手打同学，一次，与班主任一言不合，孩子跑出去碰上另一名老师，居然给了那位老师一拳。最后，老师家长共同认定孩子是心理出现了问题，于是，到医院去做检查，检查的结果令他们吃惊，孩子的血液中铅含量超标，是铅中毒令孩子的记忆力下降，产生攻击行为，是生理上的因素造成的，而非心理上的原因。医生给孩子吃了排铅药，并告诫周女士，家中不要积留太多灰尘，尽量少在公路上玩耍，避免吸入公路上汽车尾气排出的烟尘，孩子在经过一段时间的治疗和调养后，脾气明显好转，记忆力也明显提高，学习成绩大幅提高。

医学家们调查研究发现：儿童最容易铅中毒。中度的铅中毒会使患儿出现轻微贫血，损害儿童的记忆力和注意力，以及阅读能力和抽象思维能力等智力发育，铅中毒还会影响儿童正常的行为发育，出现冲动、暴躁、癫癖等异常行为，甚至会增加其成年后犯罪的概率；重度的铅中毒，则会造成儿童身体多种系统的损害而引发各种疾病，如损害造血系统引起严重贫血，损害肝脏和肾脏功能，损害消化系统导致严重腹绞痛、便秘、恶心和呕吐症状，损害神经系统，导致中毒性脑疾，甚至出现昏迷和死亡。

如果孩子有下列问题，家长应注意孩子是否铅中毒：

①上课注意力总是难以集中，多动，记忆力减退，学习成绩下降。②没有精神，爱打瞌睡，情绪很不稳定，时好时坏。经常头晕、头疼，性情烦躁，爱攻击周边物品，经常晕车。③阅读费力，解应用题、写作文困难，不善于表达和交友，和老师、大人交流困难。④听不进老师和家长的话，看书丢三落四，视力下降，反应比同龄人慢。⑤面色不好，生长发育缓慢。⑥食欲不振，口腔有异味，龋齿很多，齿龈有黑线，而且偏食，有些孩子特别喜欢闻汽油味，喜欢咬异物如手指、指甲、玩具等。⑦体弱多病，免疫力降低，经常感冒，一生病就易咳嗽和发高烧，且病情反复较难治愈。⑧孩子经常肚子痛，每次时间都不长，有时会便秘或腹泻，或便秘腹泻交替发生。⑨感到手脚麻或无力，膝关节下面疼痛，行动起来笨手笨脚，不如其他孩子协调能力好，老爱磕磕碰碰。⑩总是缺钙、缺锌、缺铁，或表现的类似缺钙（如腿抽筋、龋齿、佝偻病）、缺铁（如贫血、异食癖、腹泻、急慢性感染）、缺锌（如厌食、脱发、皮炎、免疫力减弱和智力下降）等。补了钙、锌、铁后一段时间又会缺乏，导致身体发育受影响。

铅中毒的一个重要原因在于空气中存在大量的污染粉尘，科学证实，儿童最容易粉尘铅中毒，这是由儿童的身高决定的，空气中，铅含量集中于离地面 1 米左右的高度，所以儿童最易粉尘铅中毒。

外界环境中的铅主要来自土壤、工业和交通废气的排放以及日常用品和食品的污染。可造成铅污染的工业非常之多，全世界每年由于汽油燃烧而将数十万吨的铅排放到环境中，这些铅将会造成反复多次的再污染。

家长尽量不要让儿童食用含铅较高的食品，如皮蛋、爆米花等。儿童进食应当定时，因为空腹进食会造成铅在肠道的吸收率成倍增加。另外，儿童宜食用含大量钙、铁、锌的食品，如乳制品、豆制品，可以每天喝两瓶牛奶补充钙质，多食用含铁量高的动物肝脏、血、肉类、蛋类，还有含锌高的肉类和海产品（贝类）等。早期安装的自来水管，材料中含铅很高，早起时应当先将水放 3 ~ 5 分钟，不要使用前一晚积蓄于自来水管道中的水，因为它们很可能受到了铅污染，更不能用来烹煮孩子的饭或冲奶粉。

在儿童餐具的选择上一定要注意质量，尽量选择浅色花纹图案或白色的餐具，避免使用色彩鲜艳的陶瓷餐具，也不宜使用水晶玻璃杯。孩子的指甲缝是容易藏匿铅尘的部位，一定不能让儿童养成啃指甲的坏习惯，也不能让儿童啃咬铅笔和玩具、金属拉链等器具，尽量不要带孩子到汽车流量大的马路或铅作业工厂周边散步、玩耍。

由于空气中铅的含量在离地面 1 米左右处所含比重较大，家长要注意室内环境卫生，经常用湿布擦桌面和窗台，托地板，农村家庭用煤做燃料的，要经常开窗通风，保持室内空气新鲜；家长要尽量不吸烟，或者不在孩子面前吸烟，避免儿童被动吸烟。

我们一定不要小视铅中毒，这个看不见的隐患是非常可怕的，近几年我们的科学研究已得出结论，不足以产生临床症状的低水平铅暴露即能引起儿童智力发育的损害，我国儿童铅中毒的现状远较我们想象的严重。我国大约有 1.5 亿人对铅毒性作用敏感。城市儿童约 40% 血铅水平超标，部分工业污染区的儿童约 100% 血铅水平超标。即使在没有明显工业污染的普通市区，亦有 10% ~ 30% 的儿童血铅超标。既往认为郊区铅污染状况不如市区严重的观点已被否定。个别血铅超标儿童已出现明显的智能和行为残障，脑的形态结构也发生了改变。中国预防医学科学院经过近 20 年的动态研究发现，我国城市居民的血铅水平呈逐年上升趋势，而国际上各国居民血铅水平近 20 年内都有明显的下降。

当然，成人的铅中毒也是一件很可怕的事情，据医学家们研究发现，贝多芬就是死于铅中毒，有些在粉尘污染严重的工厂工作的员工，虽然戴两层口罩，工厂也配备了吸尘器，但还是抵挡不了铅对人体的侵害，铅中毒严重的女工，甚至在牙齿上长出了铅乌色的斑痕。

在城市，粉尘的污染极其严重，无论是成人还是儿童，如果不注意环境卫生，尤其是注意保证自己呼吸到的空气的清洁，那么，铅中毒是很难避免的，以我个人的经验来看，在一楼，我每天早上拖一遍地，晚上拖两到三遍地，感觉灰尘还是较多，而最靠近外面的窗子，还不算在清扫之列，可以说，我们正通过呼吸接收大量的有毒物质，这些物质正慢慢地对我们造成致命伤害。

第七章

Chapter 7

种种疾病，呼吸可防

在能量的转化中，充足的氧气比充足的食物更重要，因为充足的氧气能将热量的转化效率提高许多倍，但再多的食物提供的能量也还是那样多。食物提供的能量过剩就会变成毒，而呼吸带给身体的生命能量则是多多益善。

另外我们要认清一点，食物提供的热量需要气血来运输并转化，而呼吸则能提供纯粹的能量，肉体需要的热量从饮食中获得，而生命的能量要从呼吸中获得。

01 好呼吸才有好功能——呼吸决定生机

纵观呼吸的全过程，我们可以清楚地认识到，我们能够主动操作的呼吸活动其实只是呼吸全程中很小的一部分，也就是肺与外界进行气体交换的这一部分。除此之外，体内肺泡与肺毛细血管的气体交换这一过程我们无法感知，对于氧气和二氧化碳在血液中的运输情况我们也无法感知，但无法感知并不意味着我们不能进行主动调控，虽然绝大多数人不可能看到主动调控呼吸这一开始环节对其后面环节的影响，但存在影响是肯定的。所有呼吸锻炼的方法只能立足于呼吸过程中可感知的那一部分，也就是呼吸肌的运动，我们称之为外呼吸。只要我们通过对肺与外界的气体交换过程进行有效的调控，我们相信，这种起始端的调控可以有效影响终端。

尽管我们使用的各种呼吸方法只是将更多的氧气送到了体内，但影响却会遍及整个呼吸过程，包括向每一个细胞的供氧过程。只要我们适当地减缓呼吸频率，就可以增加吸入肺的氧气量，肺里的氧气量增加了，进入肺毛细血管的氧气量就会增加。这就能促使动脉血的血氧含量上升，血液运输到全身各部位的氧就增多。那么等到进行组织换气时，进入身体各组织器官的氧气也就相应增加了。由于氧气是机体各组织器官进行生命活动的重要物质，它的充足与否直接决定了机体内各器官的工作质量，所以，进入各组织器官的氧气多了，必然对整个机体的生命活动产生影响。深长呼吸对于身体内各种器官的影响是潜移默化的，它不可能像止痛药止痛那样立竿见影。但是，它这种潜移默化的力量非常强大。我们说，机体器官功能的强弱，及器官是否病变，都在很大程度上受这种潜移默化的影响。我们只要适当地进行呼吸锻炼，改变我们的不良呼吸方式，习惯于鼻尖式呼吸，就能影响全身的器官活动，令身体充满生机。

勤读不懈：老师您好，我可是最忠心地实行您的鼻尖式呼吸的学生了。您说呼吸将会改变身体的整体功能，我对呼吸的兴趣非常大，于是我就坚持用最高的标准要求自己。我一开始学的就是您提倡的鼻尖式呼吸，我想试试效果有多大。

前几天的体检显示，我的身体各项指标都超好。那些医学数据我看不懂，但医生对我说我的身体好像18岁的最佳状态，这令我欣慰极了。您说最好的呼吸可以令人青春常驻，我现在就做到了。今年30岁，我看起来像是二十出头。您说身体生机最重要，远比力量重要，比强壮重要，我忠实实践您的这一说法。我不算很壮，但身体充满生机，偶尔遇个寒风，深呼吸排排寒气就好了。我的皮肤越变越好了，比我18岁时的都好，我有一个看法，您以前没有提过，那就是皮肤好要靠皮肤呼吸更多的负离子才行。现在许多女士保养皮肤靠护肤品，那些护肤品上的营养不就是通过皮肤才吸收的吗？所以我觉得进行完全的鼻尖式呼吸，让皮肤吸收更多的负离子才是呼吸法的王道。

02 决定身体每一个细胞生存的是呼吸

我们身体内的细胞是有智能的，体内任何一个细胞，只要能够生产足够的能量，自然会顺利完成自己的生理职责。也就是说，在理论上，任何一个能够让细胞生产足够能量的手段，都可以让病变部位自动痊愈。反过来，如果细胞不能生产足够的能量，则必然会出现病患。

细胞从血液中获取生存必需的能量，我们则通过吃饭和呼吸两种方式向血液输送养分，两种方式缺一不可，由于现在我们吃饱饭已不成问题，相对重要的就是呼吸了。如何让每一个细胞提高获氧能力，已成为一个急待研究的课题。

生物学家和医学家们已得出共同的结论：对健康最有帮助的化学元素就是氧气。诺贝尔生物奖得主、德国的伐尔布博士曾做过专项关于氧气对细胞的影响的研究，研究结果显示：只要降低细胞的氧气供给量，它便会从良性转变成恶性。当细胞从良性转变为恶性时，就会导致机体的病变。

后来美国的戈德布拉特博士又接续他的研究，并把研究结果发表在1953年的医学实验月刊上。他的研究是从一种还未长过恶性细胞的某品种新生鼠身上取下一些细胞，然后分成三组实验样本。

第一组样本在实验时，一度停止供应氧气达30分钟，另两组则一直维持正常供氧量。结果他发现在第一组样本中，有许多细胞在数周之内就相继死亡，还有一些细胞活动减缓，剩下的细胞开始改变结构，呈恶性的反应，一如伐尔布博士所做的研究。

在实验进行30天之后，戈德布拉特博士将此三组的实验细胞，分别注射到三组老鼠的身上。两周后，注射正常细胞的两组老鼠未见发生异常。而另一组的老鼠，因体内注射了一度断氧30分钟的实验细胞，结果全体老鼠身上都滋生了恶性细胞。随后，博士对这三组老鼠追踪观察了整整一年时间，结果发现它们身上的细胞，良性依旧是良性，恶性也依旧是恶性。

医学界最终得出结论，细胞缺氧对造成恶性肿瘤或致癌，是有很大的关系的。缺氧确实会影响细胞的品质良恶。

一个生命体，其身体的健康与否，全看身体细胞的品质好坏。要想身体健康，就得有正常的血液循环，把氧气和养分带给身体各部的每一个细胞，如此你便能健康长寿。而充分供应身体的需氧量，就成为维持健康的首要工作，而正确的呼吸便是起步。

有太多的人不知道正确呼吸的重要性，所以每3个美国人中，便有一人致癌。美国医学家发现，美国运动员的致癌比率仅有1/7。为什么呢？因为运动员的血液较普通人更能充分得到最重要的维生元素——氧。

03 你的一切都与呼吸有关

本书的宗旨在于告诉读者并说服读者接受一个至关重要的养生观念：一切身体问题的起因都源于不正确的呼吸方式，一切问题的解决也离不开正确的呼吸方式。

我们为什么说一切都与呼吸有关呢？是因为我们前面论述的，只有呼吸才真正算得上是全身性的运动。

当你长期采用不正确的呼吸方式，你全身的器官、骨骼会逐渐发生变化。日积月累便形成某种不良体态，如弯腰、驼背、塌胸、身体弯曲等。由于不良体态致使身体内脏位置不佳，改变了正常的血气运行和神经系统分布，再加上不当的呼吸令身体氧气缺乏，身体开始产生各种各样的不舒适感，这里酸那里疼，这儿闷那儿胀。有些人开始沉迷一些上瘾物，他开始觉得烟很神奇、酒很陶醉，咖啡很美好，有人甚至沉迷于毒品，他们需要更多的刺激才可以满足自己。他常常觉得困倦、紧张或沮丧，于是需要更多更有力的外在刺激才能不时地摆脱种种不舒适的感觉，如此循环往复……不正确的呼吸变本加厉地影响着我们的身体和生命，形成恶性循环。

你应感谢呼吸的这个特性，不管你持续不良的呼吸方式多久，体质有多糟糕，都可以马上藉由正确的呼吸回归正途、恢复体质，重拾生机和活力。但许多人对于回复正确的呼吸方式这一极重要的事情都不屑一顾，在这里，我们再一次来看看不正确的呼吸会引起多少的身体不适。

紧张和压力是危害现代人健康的重要原因，它令许多人加速老化，年过三十，秃顶白发。人体的一切活动都需要消耗能量，人体的能量从食物和吸收中来，食物要化为身体可以利用的能量，需要大量氧气参与。另外，身体储藏的能量转化为身体需要的热量，也需要消耗大量氧气。当人体处于紧张和压力状态时，为了应激需要迅速地释放能量，这就需要消耗更多的氧气，如果氧气没能得到及时补充，身体进入缺氧状态，人体的细胞只要失去氧就立刻死亡，缺氧则引起变异，氧不足的免疫细胞杀死病毒的能力也会变弱。于是人体内的细菌、病毒、癌细胞就会大量繁殖，此消彼长，身体的处境堪危。

我们观察到，如果汽油、木头、木炭在燃烧的时候是呈缺氧状态，它们就会产生大量毒气。在人体内，也发生着同样的事情，我们的器官和细胞在缺氧时也产生很多身体毒素。这些毒素的形成，可能是直接导致细胞病变的关键因素。

年轻人会经常伸懒腰、打哈欠，这是身体对缺氧做出的反应。婴儿打哈欠最多，年轻人逐渐减少，而老年人几乎失去这种能力。也就是说，身体逐渐对缺氧失去了反应能力。

另外，我们身体中出现的许多特殊状态都与缺氧密切相关。当人体进入紧张状态的时候，就需要加快能量消耗，以便应对身体紧急需要。人体加快能量供应的过程，要先由脑下垂体分泌激素并指挥肾上腺分泌激素，调集需要的营养物质，最后还要推动甲状腺工作，以完成能量转化，这样就完成整个应急过程。这一将能量物质转化成热量的过程，需要大量氧气全程参与反应，应急过程越激烈，身体的缺氧状态就越明显。而如果我们的呼吸方式正确，呼吸深度足够，身体不缺氧，那么，许多应急状态就不会出现。

人体为了应急会出现以下很多状态：

头昏：这是主要的缺氧表现，它提示身体需要躺下，以便心脏可以水平供血，减少血液输送氧气的负担。

心跳加快：由于身体缺氧，心脏自动加速，以保证在同样时间内供应更多的氧气和养分，所以当紧张引起心跳加快时，深呼吸能令心情平静。

肌肉紧张：肌肉为了帮助心脏完成超额的任务，将血液输送到需要的部位而紧张起来，所以深呼吸能平复抽搐、颤抖等肌肉问题。

血压升高：这是为了协作完成氧气和养分的供应，这表明心血管输送氧气的能力已下降。

出汗：呼吸肌中的皮肤利用水分，携带相关毒素及完成任务的多余的化学物质排出体外。

排尿：同排汗功能类似，只是汗液中的成分多为脂溶性物质，尿液中多为水溶性物质。当你需要利用多喝水来更大量地排汗和排尿时，不要为你自己的排毒良方感到高兴，这只能说明你呼吸排毒的功能开始退化了，你不得已大量使用替代器官。

疲倦：能量物质急速消耗，缺乏及时的养分和氧气供应，身体进入自我保护状态。它暗示你身体需要休息，要么小睡一会儿，要么进行几次深呼吸，这两种方法都是有效的，最佳的方法则是在深呼吸中睡过去。

呕吐：消化器官的能量已被用尽，而缺乏足够能量来完成消化。于是身体将未消化的食物倒排出来，以减少肠胃的负担，也避免食物残留在体内，因不能及时消化而转变成为毒素。呕吐本身不是病，如果单纯抑制呕吐，而不去保养肠胃功能，那就是错的，我们已经知道，深度呼吸所起的内脏按摩作用，能使胃肠高效运转，所以，呼吸浅表是引起呕吐的根本原因。

腹泻：已经经过胃而到达肠道部分，又没有被吸收的食物糜团。因为肠道对它感觉不适，而急于排出体外，这也是由于身体缺乏能量和各种需要消耗多种营养物质才能够制造的酵素，所以机体通过腹泻以减少负担。

喘气：喘气最能说明人体的循环出了问题，身体不得不借助急促呼吸，希望补充回消耗的氧气。而如果你是在用正确的鼻尖式呼吸，你就不会出现这种情况。

低血糖：由于长时间呼吸浅表，身体各项功能达不到平衡，一些情况导致糖已在应急反应中被调用。如果你长时期呼吸浅表，那么低血糖也会最终演变为经常状态。

心肌梗死：由于吸气时没有携带足够的水分，再加上体内水分流失，导致血液相对黏度上升。在机体的应急反应中，又调用了骨骼中的钙质，多余的钙与血液中的脂肪、胆固醇结合，导致了血栓的形成，最终阻塞了通往心脏的血管而引起，这与鼻腔是否湿润大有关系。

血管硬化：机体因各种情况，需要将血管收缩，这种反应如果长期反复地出现，就会导致血管的损伤而造成硬化。人体需要鼻尖式呼吸来防止这种血管反复收缩状态的出现。

炎症：机体因为长期缺氧，呼吸肌（全身肌肉）没有充分运作，而没有足够能力面对多种异常情况，造成身体细胞快速老化和死亡。这些死亡细胞给细菌和病毒提供了养分，促使体内细菌和病毒大量繁殖，引发身体的免疫反应，表现为炎症。

神思恍惚：神思恍惚、老态龙钟是老年人的共同特征，其主要原因在于缺氧。

感官能力下降：当氧气供给不足时，机体的各个器官都会产生反应。比如人的视力不断下降，许多人过了 45 岁就要佩戴老花镜；有些人随着年龄增长听力下降，一个主要的原因就是动脉粥样硬化逐渐堵塞了向这些感官供血的微血管。

四肢酸麻：由于人体循环严重受阻，四肢逐渐出现发麻的感觉。

心身性疼痛：这种疼痛是由心理因素引起的，因为对疼痛部位的检查未发现生理原因。心身性疼痛与高血黏度有关，高血黏度大幅度减少了提供给身体组织的氧气量，所以说诸如发麻这一类的疼痛，是身体组织对自己接受的氧气供应不足的一种反应。

高血黏度：高血黏度同氧气供给不足的关系非常明显。1947 年，德国的 F·温斯克（F. windesch）博士发现：如果出现间歇性断氧，则正常细胞会转化为癌细胞。身体组织缺氧症与癌症和其他疾病具有非常密切的相关性。

中风：因为循环系统功能衰竭而导致脑部严重缺氧的现象叫作中风。一旦中风持续几分钟，那么，就会对人体造成永久性损害，如发生偏瘫，若缺氧程度进一步加剧，还会在瞬间夺去生命。

人体在应急过程中可能调用各种黏膜组织上的蛋白质，用于制造各种化学物质，包括各种激素。机体如果缺氧或因其他原因而不能迅速得到蛋白质的补充，就会引起黏膜组织的持续损伤，最终将引起胃炎、肠炎等黏膜组织的病变，同时导致血管也出现炎症。

身体还有更多的非正常反应，现代医学认为它们都与人的心情有关。而人的心情与呼吸密切相关，呼吸是引起各种现代慢性疾病问题的根源。这些症状只是身体应付异常情况的反应，而并非问题的关键所在。但患者总是要求将这些不适消除，所以许多医生都把注意力放在压制身体的这些症状上。

这些疾病症状程度较轻的情况下，并不会伤害身体，反而对身体有利。当症状轻微时，就急于消除症状，而服用各种抗生素，压抑机体对异常情况的反应，反而会使机体内器官的功能进一步退化。我们许多错误的、习惯性的心理和行为，在呼吸浅表的的基础上，进一步造成了身体进入长期缺氧状态，导致身体能量损耗的加剧，这才是所有问题的关键所在。

总之，最关键的不是对症下药，对症下药只是疾病程度较重时必须采取的手段之一，更为关键的是在身体功能未进入恶性衰退状况前，及时采取正确的呼吸方式。

梦水田园：我被失眠折磨好多年了，每天晚上都半睡半醒的。甚至于我的心里明明白白地知道自己没有睡，就躺在床上一直到天亮，结果我白天总是没精打采的。您教我的睡前静坐呼吸确实是效果显著，只要我能够在睡前一个半小时静下来，坐着数一会呼吸，哪怕我只能坚持十几分钟，晚上睡得就比以前好些。我坚持了一年，现在我的睡眠好多了，我形成了临睡前一个半小时坚决不上网，不思考的习惯。现在，只要有时间我就练习鼻尖式呼吸，我的精神比以前好多了。

宋朝：我晚上失眠，白天没精神，我想过使用你教我的呼吸法补氧，但我发现这很困难。因为晚上我脑力比较清醒，据中医说因为我在夜里出生，所以我在夜里动脑效率高。这一阵我晚上睡得很不好，白天精神萎靡，我不想在办公室睡着，我试着运用你教我的深呼吸，可最后我发现这变得很难。我的呼吸出了问题，哪怕我很费力也不能深呼吸，这难以办到，可怕的是，我想，如果我刻意去深呼吸都费力，在我不知不觉的时候，我的呼吸很可能是暂停的，你要为我想个办法啊，老朋友。

王子居：如果你白天精神特别不好而呼吸困难，那你就可以试试睡一小觉，就趴在办公桌上就可以。然后你再深呼吸，不要小看了趴在桌上睡一小会，因为你趴在桌上后，呼吸肌会挤缩，你的呼吸效率会更高。另外，你的呼吸肌也需要睡眠。

宋朝：你这个小办法挺有效，我一趴在办公桌上，立即就感觉呼吸变容易了。OK，我的问题解决了。

宋朝：你的小办法效果是连串的。现在，我一有不适就趴着睡一会，有时候受寒或腹疼，或是我老妈做饭太腻让我不舒服，我都会趴上一会，让呼吸变深长。在对呼吸的观察中睡一小觉，现在我非常高兴，因为多年不见的疲倦感又重新出现了，我会出现特别困，一趴就着的现象，我又像个儿童那样，说睡就睡了。

04
心脏疾病从呼吸开始——护心先护肺

现在已有许多专家开始呼吁人们不可轻视呼吸道疾病，它可能给人体的健康带来意想不到的损害。

危害我们健康的呼吸系统疾病有很多，一般常见的有普通感冒、流行性感冒、急性气管炎和急慢性支气管炎、哮喘、肺癌、肺心病等。其他的呼吸系统疾病还包括气胸、胸腔积液、肺间质纤维化、尘肺等。呼吸系统疾病与人体各部分息息相关，哪怕是小小的感冒，也不可等闲视之。这里我们主要介绍肺与心脏的关系。

肺和心脏的关系密不可分。这是因为，各种肺部疾病如慢性支气管炎、支气管哮喘、肺结核等病情严重时都会影响血液在肺泡毛细血管膜中的氧气交换过程，未经充分氧合的低氧血液不仅会对肺循环产生不良影响，诱发肺动脉高压和肺心病，还会通过左心流向全身，造成全身组织器官供氧不足。时间久了就会出现心肌增生、心肌肥大等症状，从而导致心脏病、心力衰竭。

因此，及时改善肺的问题，也是在间接捍卫心脏。慢性肺病患者一定要坚持常规治疗。例如，哮喘患者需长期吸入激素治疗，哮喘急性发作时要用药物控制，间歇期时也应谨遵医嘱坚持服药。因为如果疾病反复发作，发作的次数越多，对肺的损伤越大，进而心脏也就越来越处于危险边缘。

对于正常人来说，真正想强化肺功能不要单纯靠饮食营养，饮食只要正常就行了。我们真正急需的是呼吸肌力量的增加，对于普通人来说，有氧锻炼能够增强肺的力量，而深度呼吸能最大范围地增强呼吸肌的力量。

如果正常人能将有氧锻炼和呼吸调节有机结合起来使用，那么，他将拥有功能良好的肺脏，并同时拥有功能良好的心脏。

05 有氧运动预防心脏病

一项针对2.15万名男性进行的长达12年的跟踪研究表明，激烈的运动虽然会大大增加心脏病发作的机会，但是如果长期坚持做适度的激烈运动，则可以预防心脏病。美国的一个研究小组分析了自1982年开始的医生健康报告，发现男性在运动时死亡的概率为150万分之一。每星期激烈运动少于一次的男性，在运动期间或运动后突然死亡的机会，是每周至少运动5次男性的7倍。在《新英格兰医学杂志》发表的一项报告指出，对预防心脏病来说，多做运动的好处显然超过运动可能带来的危险。

2000多年前，希波克拉底精辟地指出：生命与健康离不开阳光、空气、水和运动。想要保持机体健康就必须要进行运动，众所周知的名言“生命在于运动”更强调了运动的重要性。20世纪60年代，美国医学博士库珀提出了有氧代谢运动的理论。这一现论在美国经过40年的实践，心血管疾病得到了一定的控制，平均预期寿命提升。当前，有氧代谢运动的冲击波已经普及到许多国家，也成了我国的时尚运动。适量运动的核心也与膳食一样，强调平衡，即：身体动与静的平衡、心理上紧张与松弛的平衡、组织内新陈代谢的平衡。

心脏这个器官在日常生活中扮演着非比寻常的角色，占有极重要的地位，心脏病占一般人死亡原因的第二位。心脏病患者突然发病的情况非常多见。如有血压上升变得常见，很容易疲倦，突然很怕冷或是很怕热等变化，则为心脏变弱的前兆。心脏负责将大约 5 升的血液输往全身，担任着非常重要的作用，而血液则负责把营养素和氧气等送往身体的各个组织，并且负责回收身体组织不要的废物如二氧化碳等。肌肉发达的人，由于微血管也跟着发达的缘故，血液循环也会随之顺畅；相反，肌肉不发达的人，或是脂肪太多的人，由于血液循环不好，对心脏会造成很大的负担。运动不足往往造成心脏功能低下。换句话说，运动能预防心脏病，还能强化心脏，减少心跳频率，增加输送的血液量。

有氧代谢运动主要是指人体大肌肉群和大关节的持续性的耐力运动。有强度低、有节奏、不中断和持续时间长的特点。运动过程中可增加人体对氧气的吸入、输送和使用，即运动时需要的氧气与运动时所吸入的氧气处于动态平衡，因此有利于健康。有氧代谢运动是建立在抗氧化理论的基础之上的。这个理论是假设胆固醇如果不氧化，就不会在血管上形成斑块，保持血管不硬化。

有氧运动常见的种类有：快步行走、慢步行走、慢跑、骑车、游泳、健身舞、健身操、扭秧歌、太极拳等低运动强度、长持续时间、不需要较高技巧的运动项目。短时间大强度的运动，如短跑、激烈的运动和竞技比赛等无氧运动只适合于儿童、青少年和适合这些运动的运动员，对大多数人来说不适宜。

那么，有氧代谢运动到底对人体有哪些益处呢？他又是如何预防心脏病的呢？首先，有氧运动可以增加骨骼密度，防止骨质疏松，预防骨折；其次，有氧运动可以增加体内能量的消耗，特别是消耗以脂肪形式堆积在皮脂下层的多余热量，是减肥的良方；再次，有氧运动可以增加肺活量，由于运动时呼吸加深加快，增加了吸氧量，故加大了肺活量，因而可以增强体质；对于预防心脏病方面，有氧运动可以提高身体各部位的血液流量，增强心脏输送血液的能力，促进血液循环，强健心肌，增加血液排出量，改善心脏功能；最后，有氧运动还可以改善人的心理状态。使人精神饱满，心态积极向上。

通常在进行有氧运动之前，需有 5 分钟的准备活动，可以在原地做伸展和柔韧性的练习，使关节、肌群增加弹性和活动范围，使体温和心率逐渐提高，以适应即将开始的运动。

1. 预防心脏病的小动作：将左手的食指、中指、无名指各指的骨头，向心脏的方向，上下左右，予以摩擦按摩；用力地揉、压中指的指甲及其周围，各 10 秒，一共做 5 次。

2. 消除心脏疼痛的小动作：对着镜子，在左乳房的下方处，找出乳房和胸部的交接处(心脏的最前端)；右手握拳，将这个部分慢慢地按压 30 秒。心脏病是因为肥胖或高血压、心理压力等所引起的疾病。若常感到心脏部分如锥刺般的疼痛，就意味着胆固醇或中性脂肪囤积在心脏，以致输送血液的冠状动脉变窄，进而引起氧气的不足或营养不良。

3. 中老年人可以将健走作为一项日常的锻炼方法：相比普通的行走，健走时最好手脚并用，做到四肢协调。健走时，人的心率会提高 13%，大脑获氧量至少增加 5%。每周 3 ~ 4 次，每次 30 分钟的健走，长期坚持能够促进脑细胞新生，提高大脑的记忆和思维能力。运动时间可以选择在下午两三点。此时运动能够将白天的压力和烦恼赶走，从而有助于睡眠。要注意的是，运动应适量适度，临睡前的剧烈运动可引起大脑兴奋，反而会导致失眠。

适量的有氧运动健脑益智，过度运动适得其反。运动虽然对大脑有益，但也应该适量。应该避免过多、过量或充满爆发力的剧烈运动，如 50 ~ 100 米的短跑，因为这类运动会使肌肉的需氧量急速增加，从而减少大脑血流，使大脑处于相对缺氧的状态，影响其正常功能。另一方面，过量运动时，人体会消耗大量的能量。为防止能量进一步消耗，就会出现功能抑制，这时就会感觉极度疲劳、浑身无力、大脑反应迟钝。如果长期进行过量运动，机体的“保护性抑制”功能敏感性会下降，使大脑功能受损，就出现注意力不集中、失眠、健忘等症状，长此以往会对人体的健康造成伤害。生活中，人们常常觉得剧烈运动后不仅身体的反应迟钝了，而且脑子也有短暂的“跟不上”现象，就是这个道理。

06 呼吸与心血管健康

我们在前面的有关章节提到，运动对身体之所以有益，是因为运动能强化呼吸肌的力量，并在此过程中增加氧气的吸入量。为什么过度的运动会伤害身体呢？因为它会强迫呼吸肌做超出额度的运动，并且过度运动会导致氧气因消耗过大而供应不足，产生大量活性氧。我们在本书中持这样一个观点：运动对身体的影响，其实质上是呼吸对身体的影响。

《美国医学会学报》的一篇文章指出：普通人每天只需运动 10 分钟，就能让心血管更健康。这项研究是由美国新泽西州立大学生化研究中心的蒂莫西·丘奇博士和他的同事进行的，共有 464 名肥胖女性参加了该项调查，并且这 464 名女性几乎所有人都患有不同程度的高血压。

这些受访者被随机分为四组：分别是不做任何运动的对比组、平均每天运动 10 分钟的轻度组、平均每天运动 20 分钟的中度组和平均每天运动约 30 分钟的高强度组。研究者们在研究之初和研究进行 6 个月后分别测量了所有受访者的耗氧峰值（耗氧峰值越高，心脏越健康）。测量结果发现，即使是轻度运动组的受访者，其平均耗氧峰值也比对比组增加了 4.2%，而中度、高强度组的平均耗氧峰值则分别增加了 6% 和 8.2%。

丘奇说："这对那些久坐不动的人和年纪大的人来说是个好消息。离开你的椅子，即使是运动 10 分钟也能使你的心脏受益。"

如果你离不开你的椅子，那么，你就关注一下你的呼吸，10 分钟的呼吸锻炼同运动一样有效。

07 呼吸是最好的"药材"

其实我们身边随手就能捡到很多治病的"药材"。只是因为太熟悉，反而更容易被忽视，比如说呼吸。我们每天都在呼吸，却已经习以为常，所以通常不会关注自己的呼吸，更不会想到它还能治病。

呼吸是全身养料供给的重要途径，呼吸停止了，人立刻就会死亡。细胞跟人一样，有了能量才能生存，而由呼吸带来的氧气就是其中一种最重要的能量。人体通过呼吸为自身提供能量，给器官和细胞提供养分，调节体内的循环，进而影响其他器官的功能。所以说，呼吸也是一种"药材"。养成正确呼吸的习惯，有助于生病的身体恢复健康。因为有了营养，细胞的生命力和战斗力就会增强，身体的抵抗力也会相应提高。下面就给大家讲一讲哪些疾病可以用呼吸来进行辅助治疗。

1. 用呼吸治疗身体疲劳

当身体感到疲倦的时候，可以用深呼吸方法消除疲劳，恢复精力。身体疲劳通常是因为大脑供氧不足，此时可以通过深呼吸给身体补充氧气，缓解疲劳。方法如下：将双手交叉放在小腹前，手掌向上，然后尽力吸气到最大程度，同时双手缓缓上举至下颚。然后，手掌转动朝下，交叉的双手慢慢下放，同时用唇尖呼气，牙齿咬下唇发“f”音，重复10次。

2. 用呼吸辅助治疗头痛

大脑氧气供应不足还会引起头痛。所以也可以用深呼吸的办法治疗头痛。吸气的同时双肩向上抬起，然后缓缓呼气，双肩自然下垂。也可以采用双唇闭合法：呼气时双唇轻轻闭合，通过克服嘴唇的阻力吹出空气，连续做10次。

3. 用呼吸辅助治疗便秘

有的女性被便秘困扰，常常吃各种润肠药，却往往治标不治本。这里告诉你一个简单易行并且很有效的办法，就是利用呼吸治疗便秘。这种方法安全方便，并且没有任何副作用。呼气时仰卧、屈膝将臀部和腹部举起5秒钟，在缓慢放下的同时进行吸气，反复做10次。这样做有利于肠胃蠕动，还可以缓解精神压力，调整内分泌。患有此症的朋友不妨一试。

4. 用呼吸辅助治疗胃病

胃痛也是常见的一类慢性疾病，通常除了吃药和调理几乎没有什么更好的办法对付它。再遇到胃痛的时候，你可以按照下面的方法来做，它可以帮你缓解痛苦。躺在床上，身体仰卧，腿蜷曲。然后用手臂尽量把膝盖抱紧向身体方向拉紧，感觉自己就像一只小刺猬一样。在做这些动作的同时深吸气。然后缓缓呼气，同时伸开双臂和双腿，身体自然放松，连续做10次。

5. 用呼吸辅助治疗痛经

痛经也是非常普遍的女性疾病。痛经多是因为激素调节失常引起的。痛经时，采用下面这种呼吸方法，可以减轻疼痛。身体平躺在床上，深深吸气，同时屈膝，此时，你能感到一股热流贯入背部、腹部、腿部和脚。然后，缓缓呼气，疼痛感就会减轻。每次约做2分钟。这里格外要提醒女性注意的是，痛经的时候千万不要随便吃止痛药，那样做非但不能治病反而还会让病情更加严重，甚至还会影响到正常的生育，总不能为一时的疗效遗憾一生。下次痛经的时候不妨试一下这个方法，呼吸时应排除杂念，放松身心。这种通过一定的呼吸技巧来控制疼痛的方法，在临床中也有应用。很多孕妇也已经开始学习这种特别的呼吸方法，用来帮助减轻分娩时的痛苦。

6. 用呼吸减少吸烟带来的危害

很多人喜欢吸烟，是因为吸烟可以让人感到放松，通常我们只认为这是香烟中的尼古丁起到的作用，其实不完全这样。吸烟时，一定会深呼吸，其实是这种深呼吸让吸烟者的肌肉放松，带来精神上的愉悦。但同时，香烟中的毒素也会伴随着深呼吸进入到肺部，对肺造成很大的损害。因此当你在感到心情不爽的时候不如试试用深呼吸代替吸烟，很快你会发现其实效果是一样的。

以上就是呼吸的神奇功效。它不仅能够治病、镇痛、舒缓压力和紧张情绪，还可以美容养颜。

08 男性性生活疲倦是因为高潮时缺氧

据一些网上调查显示，妻子对丈夫最不满的事情是：“他每次做爱之后倒头就睡，一点不懂得爱抚。”通常，男性性交之后对睡眠的渴望较女性更为强烈，他们之所以会有这样的表现大多是因为性交过程中对呼吸的操控有问题。

有些男性在性高潮即将到来时都会自觉或不自觉地屏住呼吸，他们认为这样就可以体验到极致的快感。其实，这种做法只能导致脑部瞬间高度缺氧，极大加深性交后的困倦感，有些人的困倦感到第二天甚至第三天都难以恢复。许多男性对这一问题深感痛苦，他们怀疑自己的性能力和健康有问题，结果，生理上的问题最后导致心理问题，而实际上，这仅仅是由于性生活中呼吸操控的问题。

男性为什么越是屏住呼吸越有快感呢？其实，我们在呼吸与思维内容中已经探讨过这一问题，缺氧能改变人的思维内容。许多人在缺氧时会出现各种幻觉，有的感觉非常快乐但不真实。而在性交过程中，男性缺氧也会让性快感加倍。另外，大脑越专注于某一事物，神经的感觉包括性快感就越强烈，而越专注越容易屏息。所以男人越是陶醉于性交中的快感，他就越会不自觉地屏息。在男人的性快感上，有一个矛盾，氧气供应充足的清醒的大脑，是感觉不到多少性快感的。而不自觉地屏息，忘掉呼吸和一切，专注于性事上，却能得到性快感。而这种性快感支持不了多久，因为肌肉缺乏氧气的支持，男人越贪求快感就越快射精并昏睡。

美国一项调查研究指出，性交一般都是在晚间进行。这时工作了一天的男人们已经很疲倦了，不管性交过程中他们是如何活跃，一旦射精后，这种疲倦感就会愈发强烈。而且，男性在性交时精神一般都高度紧张，屏息是经常状态。男性越希望性快感强烈，他就越发需要屏息，大多数男性在性生活中都主动缺氧。性交可以让男性身体放松并感到安慰，这种感觉会使男人性交后进入昏睡状态，使他们比平时更快速地入睡。可问题是，男性的这种放松是建立在高度紧张一段时间基础上的，这种放松并非有益健康的放松，性高潮即将到来时屏住呼吸导致头部缺氧这个问题不容忽视。虽然我们没有专门的研究性高潮屏息对人体功能的影响，但这种影响确实存在。而且，这可能是许多人只要性生活一频繁，身体就会出现问题的原因。

与男性相反，女性很少会在性交过后直接入睡，有些女性甚至想要再来一次。这是因为女性在性交之后头脑仍然是清醒的，因而她们更希望同男性交流、爱抚、放松直至慢慢入睡。

在这里要提醒男性朋友，在性交中为了追求性快感而屏息，尤其是在性高潮即将到来时故意屏住呼吸，只会导致脑部瞬间高度缺氧，从而加重疲倦感，它不会起到放松的作用。为了减少性交后的疲乏，可以尝试调整做爱的时间，不要放在临睡前。而最重要的是，在做爱中注意对呼吸进行有效地调控。另外，男性在性交前进行十几分钟的深呼吸是非常有必要的，可以说，男人的爱抚是女人进入高潮必不可缺的前戏，而深呼吸则是男人进入性高潮前必不可缺的准备。

09 呼吸不畅引起性功能下降

对于男性来说，呼吸不畅将引起一系列连锁反应，最终可引起性功能障碍。呼吸不畅首先引发长期睡眠不足，睡眠质量不佳会造成男性机体新陈代谢失调，性激素分泌不正常，从而导致男性性欲减退，性高潮减弱等。而长时间身体缺氧会致使血流不畅，进而导致男性阴茎勃起时因供血不足而勃起缓慢、硬度降低、持续时间太短甚至无法勃起，造成男性性功能低下。

另外，男性在性生活中不知道操控呼吸，由于神经过度紧张而忘记呼吸，性交动作没有适合的呼吸配合，结果性交质量低，性交时间短，令性伴侣很不满意。我们已经知道，在体育运动中，配合动作最重要的因素就是呼吸。气息的长短与运动的节律息息相关，气息不到位，动作就发挥不了理想的效果，这个道理在性交过程中一样适用，而且是至为关键的。你可以将性交看成一场竞技运动，你必须运用好气来调控你的动作，只有这样你才能达到最佳的性交效果。

脑力劳动者由于精神经常高度集中，大多数时间使用浅表呼吸方式，缺氧现象最为严重。所以脑力劳动者的性功能往往下降很快，性交时间越来越短，甚至于出现早泄、不举，这是脑力劳动者最大的苦恼。而单纯从事体力劳动的人，由于肌肉经常紧张，激发呼吸肌提供更多的氧气，他们的性能力往往很强，过剩的精力对他们来说反而成为一种苦恼。

对于因缺少体育锻炼而性能力下降的男性，我们建议每周进行 3 次，每次半小时的有氧运动，以期慢慢提升性能力。

对于那些不能实现有氧运动的男性，可以尝试这样的方法：每天在室内进行呼吸锻炼，尤其是在性交前进行十几分钟的深呼吸，可以有效提高性能力，这个方法比吃药还有效，而且不伤身体。

10 调整呼吸使性爱更美妙

没有哪个人可以永远拥有完美的性爱。也许某一天，会突然发现那曾经带来无限欢愉的激情如过往云烟一样一去不复返了；又或者男方极尽努力，仍不能让妻子得到性福。通常女性达到性高潮远比男性要困难得多。而事实上，只要夫妻双方尤其是男方能适当地调整呼吸，就能体验更美妙的性爱。这是由于调整呼吸全身放松时，人的皮肤中将有更多的血液流过，另外，呼吸肌被气充满时，神经兴奋度增高，对任何轻微的抚摸都会变得更加敏感。所以我们建议，在平时可以通过以下练习来调整呼吸的节奏，以更好地享受性爱乐趣。

第一步，放松全身。当胃部肌肉和骨盆处于紧张状态时，呼吸会因之变得困难，血液难以流动，致使敏感区域也难以兴奋；正确的做法是选取一个舒服的坐姿，有意识地放松身体各个部位。

第二步，平躺在床上，弯曲双腿。深深吸一口气，屏住呼吸 4 秒，慢慢地让气体充盈肺部，再送至腹部，直至胸腹部完全鼓起，再缓慢呼尽空气，然后再屏气 4 秒即可；照此方法反复练习数次。

第三步，集中精神，用心感受敏感部位的变化。尝试进行深呼吸，有意让盆底肌肉（PC 肌肉）紧张起来，并维持几秒，感觉就像在憋尿一样；需要注意的是，当盆底肌肉处于紧张时再呼气，然后屏住呼吸，当盆底肌肉放松下来时则吸气；照此方法重复进行 5 次。

还有一种夫妻配合进行练习的方法。具体做法是：夫妻侧躺在床上，深情对望，约两三分钟后，闭上双眼稍事休息，然后开始集中精神与呼吸。在呼吸时要注意感受自己的胸腔如何扩张，腹部如何上下移动，骨盆如何弯曲；慢慢睁开眼睛，与伴侣眼神交汇，注意观察其呼吸，仔细观察其胸部、腹部以及盆骨的起伏；练习时双方都要保持不时的眼神接触，尽量让自己的呼吸速度和对方保持一致，当然偶尔的不合节拍也没关系。

玉男：老兄，我的老婆现在对我比较满意，这都得益于你的爱神呼吸法，我的时间从 3 分钟延长到了 6 分钟左右。在调节得特别好的时候，甚至可以达到十几分钟，这还不包括前戏啥的，想以前她对我可是没少白眼看待。我现在每天晚上都要认认真真地做屏息，并按你所说的动作去加强腹部的力量，让自己的女人满意是男人的义务，这让我找到了自信。我要告诉你的是，我的次数多了，质量高了，劳累感却没了，我敢说你的方法比伟哥要好得多，没有副作用。